U0209502

健康科普丛书

怎样才能睡个好觉

李占江　陈　群　编著

中国工人出版社

健康是人民享受美好生活的基础。2021 年 3 月 23 日，习近平总书记在福建考察时指出："健康是幸福生活最重要的指标，健康是 1，其他是后面的 0，没有 1，再多的 0 也没有意义。"我国已将健康中国建设提升到国家战略地位，制定了《"健康中国 2030"规划纲要》，强调将人民健康置于优先发展战略地位，要有效控制影响居民健康的主要危险因素。

近年来，全国各地广泛开展健康城市建设和各项健康促进行动，关注健康、崇尚健康的社会风气正在形成，居民的健康素养水平有了大幅度提升。2020 年我国居民健康素养水平为 23.15%，北京市达到了 36.4%，健康素养水平的大幅提高与大家的共同努力是分不开的。

如何帮助并引导广大群众重视健康、建立健康的生活方式，是健康科普的重要工作。感谢中国工人出版社的信任，将编写健康科普丛书的任务交付北京健康教育协会。协会成立编委会并组织相关领域内专家编写了本套健康科普丛书。

　　本套丛书以满足广大群众的健康需求为基本原则，从科学性、实用性、可读性出发，图文并茂，活泼生动，一一解答广大群众关切的健康问题，让读者"一看就懂""一学就会""一做就灵"，是一套通俗易懂的健康指导工具书。

　　丛书在编写过程中得到了众多医学专家和学者的大力支持，在此对他们的付出与奉献表示衷心的感谢。健康科普是一个大主题，不能涵盖所有话题，后续将根据广大群众的健康需求继续丰富相关内容，恳请广大读者提出宝贵的意见和建议。

北京健康教育协会会长

2021 年 4 月

当前社会节奏日益加快，生活和工作压力持续增加，睡眠障碍成为公众普遍存在的问题。

中国睡眠研究会发布的《2021年运动与睡眠白皮书》显示，我国超3亿人存在睡眠障碍。由于普通人往往对与睡眠相关的医学常识缺乏正确认识，对异常睡眠导致的后果以及治疗方法存在误解，从而采取了错误的应对方式，给自己造成了不必要的困扰。为此，本书对睡觉的基本常识、失眠的自我诊断与治疗、失眠的自我调适等内容进行了科普。

笔者在对睡眠障碍的专业理解的基础上，结合自己的临床经验，通过问答形式将人们经常遇到的睡眠问题给予解答。

在编写过程中，陈群、罗佳、孟繁强医生在问题设置上给予了很好的建议，并对陈达宁、李帅琦、杨丽娟、张居易、宋敏捷、孟丽敏收集编撰的资料进行了整理，在此表示诚挚感谢。

因时间仓促，本书难免存在疏漏之处，敬请批评指正。

目 录

CONTENTS

Chapter **One**　认识睡眠

Chapter TWO　　识别异常睡眠

Chapter Three 失眠及失眠症

Chapter**Four**　　失眠的自我调适

Chapter One

认识睡眠

1. 我们为什么要睡眠？

"睡眠占据人生 1/3 的时间"，也就是说，我们一天 24 小时有 8 小时都花在了睡眠上。和学习、工作、娱乐不同，睡眠虽然占据了很长时间，却没有带给我们社会学意义上的成就。

如今，生活节奏加快、工作压力增大，许多人通过牺牲睡眠时间以换取更多学习和工作上的成绩。更有人干脆觉得睡眠就是浪费时间，或者索性把好好睡觉和懒惰画上了等号。然而真实情况并非如此，作为历经几十万年进化依然保留下来的生理作息习惯，睡眠对我们的健康以及生活都具有极其重要的意义。

机体的修复

我们的大脑必须得到充足的休息，通过睡眠可以增加大脑突触的可塑性，促进学习、巩固记忆力。近年，很多科学家发现，如果长期睡眠不足，大多数人会出现明显的记忆力下降、反应迟钝、注意力不集中等早衰现象，甚至可诱发心脑血管方面的疾病。

我们身体的肌肉、心脏、肝脏等同样需要休息。休息期间，一些脏器可以把大量的毒素排出体外，进行新陈代谢，这对人体的生长发育、体力恢复都非常重要。

此外，睡眠还有利于调节免疫系统功能，帮助维持免疫系统功能处于稳定状态。

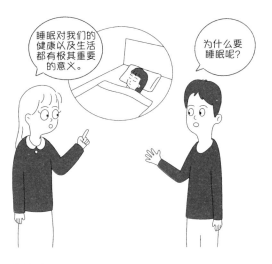

适应自然界

人类进化而成的日出而作、日落而息的睡眠与觉醒习性，是因为人体的激素分泌受自然界的影响。

脑内调整生物钟的主要物质是褪黑素。褪黑素随白天光亮逐渐减弱而分泌逐渐增加，随之睡意越来越浓，当它达到一定量的时候，我们就会进入睡眠状态。

2. 我们是如何入睡和维持睡眠的？

我们白天保持清醒以完成社会活动，夜晚进入睡眠状态，日复一日，周而复始。这背后是什么神奇的力量在起作用？也就是说，我们是如何入睡和维持睡眠的？

脑科学家发现，睡眠与觉醒分别代表不同的脑功能状态，同时睡眠与觉醒周期的变化和转换是脑内各相关系统相互作用的动态平衡的结果，其中主要包括昼夜节律（生物钟）系统和睡眠内稳态（睡眠压力）系统。

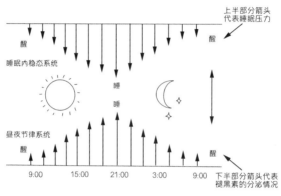

昼夜节律系统和睡眠内稳态系统对睡眠与觉醒的调控机制

上图可以生动描述昼夜节律系统和睡眠内稳态系统对睡眠与觉醒周期的调控机制。图的上半部分代表睡眠内稳态系统随着清醒的时间逐渐延长，睡眠压力逐渐增加；晚上休息后，睡眠压力逐渐减少。图的下半部分代表昼夜节律系统的褪黑素分泌情况，睡眠起始之前，随着日光逐渐减弱，褪黑素分泌逐渐增加，困意随之逐渐增加，进入睡眠状态。随着光线逐渐增加，褪黑素分泌逐渐减少，人便逐渐清醒。昼夜节律系统和睡眠内稳态系统共同作用，使我们在黑夜时入睡，白天时保持清醒以进行学习、工作。

3. 什么是生物钟?

我们的睡眠具有昼夜节律性。这种昼夜节律是由体内生物钟进行管理的。医学上将能够调控人类睡眠节律的神经结构称为生物钟。

生物钟可以理解为身体内置的计时装置,同时我们身体的器官、组织、细胞都有自己的节律。生物钟和我们熟知的时钟一样,起到以下两大作用。

时钟校正

时钟校正指的是中枢神经系统对外周环境的调节作用。校正主要随日光明暗调整,此外还受温度、进食时间、运动、社会活动等其他因素的影响。

建立时钟周期

时钟的周期平均约为 24.2 小时,不同个体之间存在差异,有些人的稍微长些,有些人的稍微短些。

我们的睡眠、觉醒、饮食行为、激素分泌、体温、血压等都归因于生物钟的作用。生物钟就像身体里的大管家,时刻提醒我们的身体什么时间去做什么事情。一天 24 小时,我们身体的运转,并不是由我们的意志来决定的,而是生物钟发挥了至关重要的作用。

人在出生时生物钟是紊乱的,新生儿每天睡眠的时间长达 16 小时。但是,他们的生物钟形成速度非常快。大约在 6 个月的时候，他们在夜晚会睡得越来越多；大约到 3 岁时，他们的昼夜节律与成人会基本接近。

下图是一张典型的昼夜节律图，它展示了在一天中的不同时刻，我们的身体自然而然地想要做些什么。

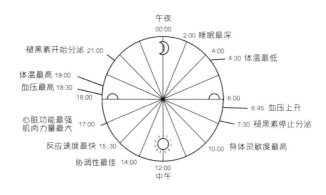

昼夜节律图

4. 我们的睡眠与觉醒周期是如何平衡的?

生物钟并不是导致睡眠与觉醒周期变化的唯一调节器。如果说昼夜节律令我们产生睡眠欲望，那么，自我平衡的睡眠内稳态系统会令我们产生睡眠需求。从我们醒来的那一刻起，这种来自本能的需求就开始不断积累，清醒的时间越久，睡眠需求就会越强。

　　睡眠内稳态系统如同我们身体里一个内置的"睡眠张力"装置。每天早上起床后，我们便在循序渐进地增加"睡眠张力"的压力，"睡眠张力"的压力越大，我们的困意越浓，就越容易入睡。到了晚上11点，"睡眠张力"的压力达到最大，这时最容易入睡。显然，白天累积的"睡眠张力"的压力越大，晚上就能更快入睡，而且睡得更香。为了能晚上睡得更快、更香，我们应该尽可能累积"睡眠张力"的压力，直到入睡时间越来越规律。而白天睡觉就好比减缓了"睡眠张力"的压力累积，会导致夜间上床入睡时"睡眠张力"的压力不够强，入睡变慢，甚至容易醒来。

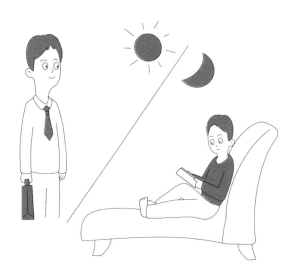

由细胞代谢所产生的并能够诱发大脑感到困倦的"腺苷"，是从起床开始便随着白天的日常活动逐渐积累的物质。当身体进入睡眠状态时，白天积累的"腺苷"便会被集中消耗掉。"腺苷"并非人体内唯一清醒时积累、诱发困倦，睡眠时消耗、协助人恢复清醒的物质。这类物质的特点几乎都是"如果在白天睡觉便会被提前消耗"，以至于晚上无法积累到足够的"睡眠张力"的压力。所以，我们经常听到的"把觉攒着晚上一起睡"是有科学道理的。

5. 我们每晚都需要睡 8 小时吗？

成年人睡眠呈周期性，每晚包括 3～5 个循环周期，每个睡眠周期大约 90～100 分钟，所以，正常成年人的睡眠时长是 5～8 小时。

睡眠时长并没有所谓的标准答案。不同年龄阶段的人群，睡眠时长是不一样的。例如，新生儿、学龄前儿童睡眠时长相对较长，而成年人随着年龄增长，睡眠时长和睡眠效率呈下降趋势，同时入睡时间逐渐延长。特别是老年人，睡眠变浅、睡眠时长变短是很正常的生理现象。只要符合自己的睡眠习惯，能够保证白天体力、精力充沛，心情愉悦，睡眠就是足够的。

即使同一年龄阶段的个体也会存在睡眠需要量的差异，睡眠时长具有高度的个人特异性。根据大规模的调查显示，我们经常

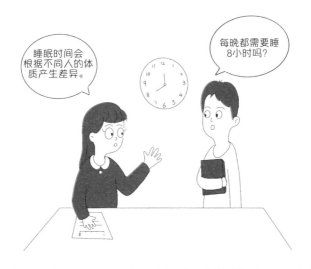

说的每晚要睡 8 小时只是人们每晚睡眠时长的平均值。睡得好坏与否，不能以睡眠时间的长短来衡量，而更应强调睡眠的质量。

6. 每个人都需要一样的睡眠时长吗？

　　成年人的睡眠时长因人而异，并没有统一的标准。现实生活中确实存在少部分人因为基因和体质的差异，只需要很短的睡眠时间即可完成同样的休息效果。纽约大学医学院博士瑞贝卡·罗宾斯根据最新的大规模实验得出结论：普通人如果总是只睡 5 小时或者更短时间，将会大大增加心脏病或中风等疾病的风险，甚至可能缩短预期寿命。所以，一条针对普通人的睡眠建议是：如果可以，请争取每晚睡 7 ～ 8 小时。

另外，睡眠还受发育因素的影响。婴儿与成人在睡眠时长、睡眠结构上均有显著差异。正常情况下，2 个月以内的婴儿通常直接进入快速眼动睡眠期（活跃睡眠），并且约 50% 的总睡眠时间都在此时期度过，其睡眠周期较成人短 45 ～ 60 分钟；3 个月后，婴儿的快速眼动睡眠期开始减少，晚上的睡眠时间延长，并且睡眠更加安稳，白天的小睡减少。1 ～ 2 岁时，婴儿的快速眼动睡眠期的百分比下降至 30%。3 ～ 5 岁，婴儿的快速眼动睡眠期继续下降至 20% ～ 25%。4 岁后，婴儿白天小睡的情况就很少出现了。这一睡眠发育变化也与现实相适应，3 岁以下婴儿还未建立起适应现实的昼夜节律系统。

根据美国睡眠医学学会睡眠指南，婴儿到青少年时期的健康睡眠时间（以 1 天 24 小时算）如下：

➢ 4 ～ 12 个月的婴儿：12 ～ 16 小时（含白天小睡）。

➢ 1 ～ 3 岁的婴儿：11 ～ 14 小时（含白天小睡）。

➢ 3 ～ 5 岁的幼儿：10 ～ 13 小时（含白天小睡）。

➢ 6 ～ 12 岁的儿童：9 ～ 12 小时。

➢ 13 ～ 18 岁的青少年：8 ～ 10 小时。

7. 做梦说明没睡好吗？

每个正常人在睡眠过程中都会做梦，它是大脑休息过程中经常发生的正常生理现象。按照现代睡眠医学观点，梦大多发生在快速眼动睡眠期。正常人每晚快速眼动睡眠占整夜睡眠的20%～25%，也就是说，每天晚上我们会有1/4左右的时间在做梦。

为什么有的人记得梦，有的人不记得呢？因为如果我们在睡眠较深时醒来，并不知道自己做了梦；如果恰巧做梦时醒来，就会知道刚刚自己在梦里，甚至有的时候再次入睡后，梦的内容也

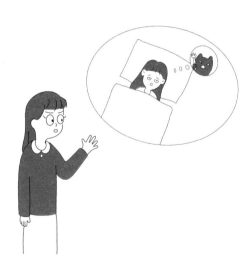

会衔接上。

有研究认为，梦的产生有益于不良情绪的宣泄，能起到调整心理状态的效果。同时，梦也具有一定的心理学意义。著名心理学家弗洛伊德认为，梦是潜意识愿望的表达。因此，梦可揭示个体的无意识愿望以及相应的情绪冲突。通过梦的解析，可以缓解内心冲突。

但如果噩梦过多，经常被吓醒，那就可能与疾病有关。还有些失眠患者，感觉一夜都在做梦。这从睡眠生理的角度来看是不可能的，其实只是患者记住的梦比较多而已。

8. 一觉醒来感觉似睡非睡，为什么？

每个睡眠周期由两个时相构成，包括非快速眼动睡眠期（入睡、浅睡眠、深睡眠）和快速眼动睡眠期。非快速眼动睡眠期与快速眼动睡眠期交替出现，交替一次称为一个睡眠周期。如前文所述，每晚通常有 3～5 个睡眠周期，每个睡眠周期持续 90～100 分钟。所以我们睡一夜的觉，是由很多小觉组成的，每晚睡眠的过程可以看作"浅睡眠—深睡眠—快速眼动睡眠—浅睡眠……"的循环。

浅睡眠是我们开始进入睡眠的初始状态，而后我们会逐渐从浅睡眠进入深睡眠。深睡眠阶段，人不再有任何意识，也很难被叫醒。深睡眠结束后，我们将进入快速眼动睡眠。之所以叫快速眼动睡眠，是因为此时我们虽然闭着眼睛但眼球在快速运动。在这个阶段，人接近清醒状态，所以非常容易醒来，并且大部分的梦都产生于快速眼动睡眠阶段。

在睡眠周期中，深睡眠期出现在前半夜，快速眼动睡眠期出现在后半夜。深睡眠的出现才会让人感觉自己真正入睡了，并认为睡得很好。这就是我们经常感觉"前半夜睡眠还行，一觉醒来感觉似睡非睡"的真实原因。此情况是正常睡眠生理现象，所以如果你也遇到此问题，只要白天精力状态好、心绪良好，就无须担忧。

9. 熬夜伤身，到底几点睡觉健康？

深睡眠期发生在非快速眼动睡眠期。大部分深睡眠出现在前半夜，且在第一个睡眠周期中持续时间最长。深睡眠期分布最多的时间段在凌晨 2 ～ 3 点，在该时间段之前入睡基本都能保证较充足的深度睡眠。凌晨 2 ～ 3 点，身体肌张力逐渐减弱，副交感神经兴奋，几乎无梦，生长激素增多，可以促进成长、消除疲劳、恢复体力。

如果凌晨 3 点之后入睡，进入快速眼动睡眠期，睡眠比较浅，主要表现为心跳加快、呼吸不稳、多梦等。无论凌晨 3 点之后睡多长时间，深睡眠时间都是不足的。

所以，到底几点睡觉才算健康，没有绝对的标准。专家建议，普通人晚上 2 ～ 3 点前睡觉为宜。

　　和睡眠时间一样，因人而异的还有作息类型。医学专家和生理学家按作息类型把人分为了"百灵鸟"和"猫头鹰"两种类型。"百灵鸟"代表的是典型的早睡早起型作息群体，他们在白天精力旺盛，夜晚休息；"猫头鹰"代表的是典型的晚睡晚起型作息群体，他们在夜晚精力充沛，白天休息。这两种作息类型群体的差异并非由不同的作息习惯导致，而更可能是基因导致的。

　　我们可以想象在距今几十万年前的远古时代，人类祖先以采集狩猎为生。一个小部落里，有一群人负责白天采集狩猎，而另一群人负责在夜晚站岗放哨以确保族群安全。采集狩猎的那一群人的后代经过几十万年的进化，繁衍壮大成了如今的"百灵鸟"型，而站岗放哨的那一群人的后代到如今则演变为"猫头鹰"型。从数量上看，白天采集狩猎的人比夜晚站岗放哨的人多得

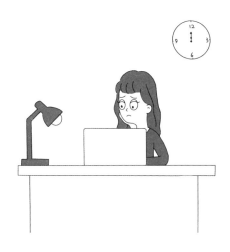

多，这就解释了为什么在我们日常的生活中适合早睡早起的人比适合晚睡晚起的人多。所以如果你并不十分确定自己到底是"百灵鸟"型还是"猫头鹰"型，那么你更可能和大多数人一样适合早睡早起的作息规律。

目前，没有任何证据显示早睡早起或者晚睡晚起对身体的影响有什么明显的区别。所以"早睡早起就是好"并不适合所有人，但我们都要了解自己的作息类型，并找到适合自己的睡眠习惯。

10. 平时睡不够，
周末多补觉就行了吗？

现代社会人们的工作压力大，不少上班族喜欢工作日熬夜，周末睡一个长觉补一补欠下的"睡眠债"。但目前没有任何科学证据表明，过去欠下的"睡眠债"可以通过事后的长时间睡眠来弥补。

保持作息习惯的规律对于睡眠非常重要。每个人都有自己的昼夜节律。长期在周末补觉，会打乱身体原有的生物钟，使新陈代谢紊乱，导致慢性失眠。

来自科罗拉多大学博尔德分校的研究团队将36名健康志愿者（18岁到39岁）随机分为3组，模拟工作日熬夜、周末补觉的行为模式。实验连续观察9天。第1组（对照组）的人在这9

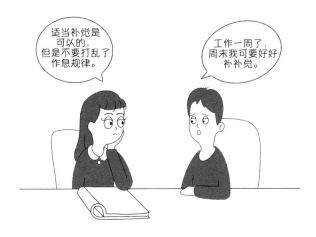

天中，每晚都睡 9 小时；第 2 组的人在这 9 天中，每晚都睡 5 小时；第 3 组的人前 5 晚每晚睡 5 小时，周末 2 天给予充分的睡眠（不限时间），最后 2 天再回到每晚睡眠 5 小时。接着监测他们的健康数据，包括昼夜节律、能量摄入、体重变化和胰岛素敏感性等情况。结果表明，第 2 组和第 3 组的人晚餐后能量摄入增多、体重增加、胰岛素敏感性下降。另外发现，第 3 组的人的生物钟在不断后移，也就是说周末补觉会使人睡得越来越晚。周末补觉容易导致生物钟后移，出现睡眠节律的紊乱。

所以当周末有了相对更多的空闲时间时，适当延长睡眠时间恢复精力是可以的，但没有必要长时间补偿睡眠。即使延长睡眠时间，也尽可能不要扰乱已经养成的作息规律。

11. 如何科学地午睡?

午睡是很多人的习惯,因为大家普遍认为,中午小睡一会儿可以保证下午有充足的精力。从生理上看,人的确会在午饭后出现困倦期。因此,午睡是一个科学、合理的建议。

但是,午睡不能随随便便地睡,否则它可能会成为一把"双刃剑"。午睡是用来弥补睡得不够的,不是用来弥补睡得不好的。

我们已经知道,睡眠具有昼夜节律性。午睡会减缓"睡眠张力"的压力累积,进而给当晚入睡造成阻碍,导致睡得更不好,甚至陷入恶性循环。

如果前一天晚上睡眠效率非常高,没有入睡障碍,只是由于一些客观的原因,如早起赶飞机、倒时差、加班等,导致睡眠时长太短,则可以通过午睡来缓解疲乏。

午睡一定要注意时长,一般 20 ~ 30 分钟即可。因为午睡时长超过 30 分钟后,人就容易进入深睡眠状态。这时被唤醒不仅不会感觉精力充沛,反而会感觉更困乏。这就是很多时候当我们抱着"多睡一会儿午觉恢复精力"的想法一头睡过去,结果起床后更加疲乏的原因。

12. 睡眠不足会带来怎样的影响?

睡眠不足也被称为睡眠剥夺,其具有主观性和客观性。睡眠剥夺可以是慢性的或急性的。

慢性睡眠剥夺可导致疲劳、笨拙、白天嗜睡、体重减轻或增加。慢性睡眠剥夺还会对大脑认知功能产生不利影响。随着经济的快速发展,人们因生活节奏快、工作竞争压力大,长期被动睡眠剥夺的现象越来越常见。

睡眠剥夺实验表明:当人持续 40 小时不睡觉之后,会出现复视、耳鸣、皮肤针刺感等现象,并伴有轻度幻觉。当剥夺时间达

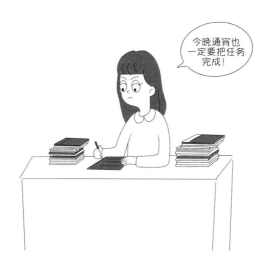

到 120 小时，人就会频繁产生幻觉，严重的则出现视听障碍。

　　另外，越来越多的研究表明，长期睡眠剥夺会增加免疫力低下、肥胖、糖尿病、抑郁症、偏头痛等疾病的发生风险。

13. 随时随地都能睡着是因为睡眠质量好吗？

　　现实生活中我们可以看到，有些人对睡眠质量要求不高，困意来袭，躺下就能睡着；有些人对睡眠环境要求不高，调整一个舒服点的姿势就能够睡着。但是，需要我们高度重视的是，当你能轻松在地铁或者飞机上睡着时，并不代表你睡眠质量好，也可能是睡眠不足或睡眠质量出了问题。

　　"随时随地都能睡着，这是你没睡够的标志。说明你严重睡眠不足，同时身体极度疲劳。"罗宾斯指出，"这意味着你的身体已经筋疲力尽，只要有一点时间，你就开始偿还'睡眠债'。"这时候，需要关注自己是否因为生活、工作和学习的压力太大、任务过重而挤占了休息时间。合理安排工作和生活，才能对正常的昼夜节律不造成严重的破坏，避免形成睡眠障碍或其他的身心问题。

　　对于 50 岁以上的平时患有高血压、糖尿病、支气管炎等慢性疾病的群体来说，如果总是出现困意浓浓、睡不醒的情况，有可能是疾病出现了新的状况，建议及时到医院相关专业门诊就诊。

14. 睡眠过多真的好吗？

2018 年末，世界上规模最大的睡眠研究的第一个结果被公布：睡眠过多也不一定更好。睡眠时间超过 8 小时的受试者往往表现出与睡眠时间少于 7 小时的受试者相似的认知障碍。

此研究来自加拿大西部大学著名的脑与心理研究所的神经科学家们，他们研究发现：

➤ 每晚 7 ～ 8 小时是最佳睡眠时长。

➤ 每晚少于 4 小时的睡眠会使人衰老 8 岁以上。

➤ 睡眠过少或睡眠过多都会影响人的认知功能，呈现 U 形曲线。

➤ 睡眠过少或睡眠过多对于人的认知功能影响是有差异性的，主要影响逻辑推理和言语能力，而对短期记忆影响不大。

➤ 睡眠过少或睡眠过多对认知功能影响和年龄无关，老幼皆是。

➤ 即使长期睡眠不好，一晚的最佳睡眠时长同样会显著改善人的认知功能。

睡眠过多对人体的影响包括疼痛感增加、生育受损、糖耐量受损、心脑血管病风险增加、中风风险提高……总之，越来越多的科学家发现，良好的睡眠对于延缓大脑衰老、预防阿尔茨海默症非常重要。同时，令人感到欣慰的是，任何时候改善睡眠都会有良好的积极意义。

那么，从现在开始，先从改善我们的睡眠时长做起吧。

15. 你了解褪黑素吗？

对于有睡眠困扰的人来说，褪黑素绝对算得上是"老朋友"了。然而在临床中，很多失眠患者却反映"服用褪黑素还是睡不着"。这是为什么呢？

褪黑素是人体大脑松果体分泌的光信号激素，可以调节人体昼夜节律，掌控人体的生物钟，生理上能抑制精神亢奋，使大脑处于抑制状态，并使人昏昏欲睡，有助于促进睡眠。

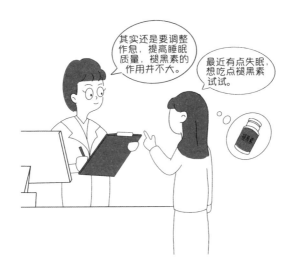

褪黑素分泌具有明显的昼夜节律，白天分泌受抑制，晚上分泌活跃。它一般晚上9点左右开始分泌，11点左右分泌迅速升高，凌晨2点至3点逐渐下降。褪黑素分泌减少会影响睡眠质量，也会增加患各种疾病的风险。随着年龄的增长，体内自身分泌的褪黑素会明显下降。补充外源性褪黑素一定程度上可以改善睡眠质量，缩短入睡时间。

褪黑素临床主要用于治疗睡眠节律失调性睡眠障碍，包括改善倒时差群体、轮班工作者、脑损伤者或老年人的失眠问题。对于跨时区工作或者跨时区旅行的人来说，服用褪黑素可以帮助他们重置生物钟；对于睡眠时间不固定的轮班工作者来说，服用褪黑素可以缩短他们进入梦乡的时间。

但是至今，对于应用褪黑素治疗失眠症没有大规模的临床研究。目前为止的研究显示，对于大多数的失眠症患者来说，额外补充褪黑素对改善入睡困难、睡眠维持、睡眠质量都没太大帮助，而且安全性未知。《中国失眠障碍诊断和治疗指南》和《中国失眠障碍综合防治指南》均未推荐褪黑素来治疗失眠症。

Chapter Two

识别异常睡眠

1. 什么是异常睡眠？

随着我国经济社会的快速发展，我们的物质生活日益丰富，精神需求逐渐提高，同时对健康的重视程度随之提升，睡眠问题也成为普遍被关注的问题，那什么是异常睡眠呢？

很多人都有这样的疑惑：我们现在的睡眠环境比以往得到了很大的改善，但为什么总有一部分人感觉自己睡得不好？有的人虽然倒头就睡，但是呼噜打到一半会把自己憋醒；有的人即使上床再早、房间再安静，也依然无法入睡，第二天疲乏无力，没有精力工作、学习；有的人无论晚上睡多少个小时，白天依然困倦

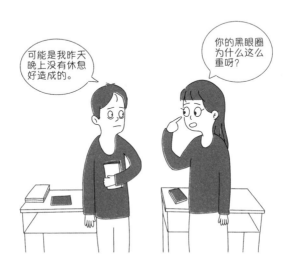

不已；有的人一到睡觉时就感觉双腿酸、胀、麻，根本无法入睡；有的人睡觉醒来感觉自己像参加了一场马拉松比赛一样累，家人说他昨晚拳打脚踢、说梦话，但他完全不记得这些桥段……

以上这些异常睡眠大大影响了睡眠的质量。睡眠对于人类机体起着非常重要的作用，包括保存能量、促进代谢物排出、增强免疫力、增强记忆力、促进生长发育等。如果长期身体免疫力差，记忆力减退，睡醒后感到头昏、精力不济，孩子生长发育缓慢、学东西慢，那可能是睡眠功能已受到损害。

当睡眠问题影响到自己的睡眠质量、生活、学习和工作状态时，需要特别关注一下自己的睡眠状况，及时就医，系统评估睡眠的情况，以争取尽早干预，及时止损。

2. 异常睡眠有哪些主要的类型？

异常睡眠分为"睡太少、睡太多、睡不舒服、睡得不是时候"四类。

睡太少

睡太少也就是我们经常说的失眠。睡眠时长不足，一般表现为入睡困难或睡眠维持困难，导致白天困倦乏力、注意力不集中、影响认知功能。

睡太多

睡太多医学上被称为中枢性睡眠增多，其有一个容易理解的名字：日间过度思睡。日间过度思睡指白天应该维持清醒的主要时段不能保持清醒和警觉，出现难以抑制的困倦欲睡，甚至突然入睡。这会给工作和生活带来很大影响，可能导致意外事故的发生，从而危及自身及他人的安全。

睡不舒服

良好的睡眠可以解乏，让人晨起后感到神清气爽。但有一部分人睡醒后感觉自己头晕脑涨，有的人睡觉时拳打脚踢或是大声尖叫，甚至梦游。这些异常睡眠现象在医学上被称为睡眠呼吸障碍（如睡眠呼吸暂停综合征、原发性鼾症、中枢性睡眠呼吸暂停综合征等）、异态睡眠（如睡行症、睡惊症、梦魇、遗尿症等）、睡眠相关运动障碍（如不宁腿综合征、周期性肢体运动障碍、婴儿良性睡眠肌阵挛等）。

睡得不是时候

人类在大自然的进化过程中，逐步形成了生物钟来对生理、心理行为以及睡眠觉醒进行调控。但有部分人会因为生物钟紊乱出现睡眠的昼夜节律失调，简单来说，就是该睡时睡不着，不该睡时突然就能呼呼大睡，与我们常人的生活、工作规律相悖。医学上将这种现象称为睡眠觉醒周期紊乱，包括睡眠觉醒时相延迟、睡眠觉醒时相提前、睡眠觉醒节律障碍等。

3. 人为什么会打鼾？

打鼾是睡觉过程中，气流通过上呼吸道时冲击气道狭窄部位的黏膜边缘和黏膜表面分泌物，产生涡流并引起振动而发出声音。就好比小时候玩的气球，当我们把气球吹满气准备放气时，如果气球口没有任何变形，气流能顺利冲出来，就不会发出明显的声音；如果我们将气球口拉扯变形或变窄，气流冲出来时会在变形或变窄的地方与变形的球囊壁发生涡流，放气时就能听到有很大的声音。

打鼾者的气道通常比正常人的气道狭窄，清醒时其咽喉部肌肉收缩，使气道保持开放，不会发生堵塞；睡眠时其气道变得狭

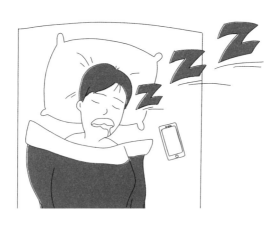

窄，软组织松弛，舌根后置等，吸气时在胸腔负压的作用下，软腭、舌坠入咽腔，紧贴咽后壁，造成上呼吸道阻塞。

另外，呼吸系统发生炎症时，分泌物增多、气道黏膜水肿也可能导致或加重打鼾。重度打鼾者和老年打鼾者可能出现气道全部阻塞现象，此时无法发出声音，即呼吸暂停，鼾声突然停止。

4. 打鼾说明睡得香吗？

其实不然。

打鼾分为两种：一种是因为偶尔饮酒或劳累导致的打鼾，鼾声较小、均匀且有规律，调整姿势或稍稍动一下就没鼾声了，这属于"单纯性鼾症"。这种打鼾不影响睡眠质量，身体也不受影响，且因鼾声普遍发生在睡眠的深度阶段（深睡眠期），所以这种鼾声表示睡得香。

另一种打鼾表现为鼾声响亮、断断续续、忽高忽低，甚至打鼾者需要张口呼吸，有时会被憋醒，有时会在睡眠过程中咬伤自己的舌头。打鼾者睡多久都感到困倦，白天精神状态差，这可能是发生了"睡眠呼吸暂停综合征"。它是一种具有潜在危险的常见疾病，人群患病率高达 1% ～ 4%，且发病率随着年龄的增长明显上升。65 岁以上患者发病率高达 20% ～ 40%，持续时间长者可引起高血压、心律失常、心绞痛、心肌梗死、脑血栓、中风等多种并发症，严重病例甚至可发生猝死。

5. 什么样的打鼾需要治疗？

"单纯性鼾症"可自行缓解，不需要特殊治疗。但"睡眠呼吸暂停综合征"患者应及时到医院进行检查，以明确打鼾的严重程度。

目前临床上诊断"睡眠呼吸暂停综合征"的主要方法是对打鼾者进行整晚多导睡眠监测，通过监测了解打鼾者整晚睡眠过程中呼吸的情况，以及身体各项生理指标的变化情况，如呼吸、心率及血氧饱和度等。

若出现以下情况，则可诊断为"睡眠呼吸暂停综合征"：每晚睡眠过程中呼吸暂停反复发作 30 次以上或睡眠呼吸暂停低通气指数（AHI）≥ 5 次 / 小时并伴有嗜睡等临床症状。呼吸暂停是指睡眠过程中呼吸气流完全停止 10 秒以上；低通气是指睡眠过程中，呼吸气流强度（幅度）较基础水平降低 50% 以上，并伴有血氧饱和度较基础水平下降 ≥ 4% 或微觉醒；睡眠呼吸暂停低通气指数是指每小时睡眠时间内呼吸暂停加低通气的次数。"睡眠呼吸暂停综合征"患者呼吸暂停有的持续 20 ～ 30 秒，长的能达到 2 分钟。患者有时候会突然被憋醒，感觉心慌、胸闷，长期如此会导致高血压、冠心病、心律失常、肺心病、呼吸衰竭、缺血性或出血性脑血管病、抑郁症、糖尿病等疾病的发生。

6. 打鼾怎么治疗？

对于轻度的打鼾，我们可以通过以下方式进行缓解：

➤ 养成良好的生活方式，忌酒戒烟。酒精有麻醉作用，可引起肌肉松弛，导致打鼾。烟雾中的有毒物质刺激上呼吸道，引起上呼吸道肿胀、气道不畅，导致打鼾。

➤ 睡硬板床，采取侧卧位睡眠姿势，以右侧卧位为宜，枕头厚度以单侧肩宽为宜，避免在睡眠时舌、软腭、悬雍垂松弛、后坠，加重上呼吸道堵塞。可在睡衣的背后缝制一个小口袋，将一个乒乓球放入其中，这样可以避免仰卧入睡，从而有效防止

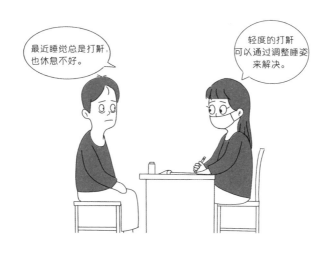

最近睡觉总是打鼾，也休息不好。

轻度的打鼾可以通过调整睡姿来解决。

打鼾。

➢ 尽量避免服用对呼吸肌群有松弛作用的药物，如安眠药、抗组胺药等，以免加重打鼾带来的风险。

➢ 肥胖者打鼾的概率是体重正常者的 3 倍，因此营养均衡、积极减肥对于肥胖者来说尤为重要。对于普通人群，适当运动、限制摄取过多的糖以防止营养过剩而出现肥胖，也是预防打鼾的有效途径。

一旦确诊存在睡眠呼吸障碍，应积极治疗。针对不同的病因，治疗方法可分为：

（1）非手术治疗。

持续正压通气疗法：睡眠呼吸暂停低通气指数（AHI）在 15～30 次属于中度睡眠呼吸暂停综合征，AHI 大于 30 次则属于重度睡眠呼吸暂停综合征。中度以上患者首选佩戴呼吸机治疗，通过呼吸机维持上呼吸道的持续通气、保证血氧含量。特别要强调的是，使用家用呼吸机并不是一劳永逸的，患者需要定期复诊，了解身体各项参数的变化，以及时调整呼吸机的强度，确保佩戴的效果；另外，呼吸机需要定期保养，保证设备正常运转。

（2）手术治疗。

手术治疗原则为切除口咽部不重要的过剩组织，保持上呼吸道的畅通。手术包括腭咽成形术和悬雍垂腭咽成形术。手术治疗不能根治打鼾，只能暂时缓解症状。

（3）积极治疗其他疾病。

身体其他疾病也可导致打鼾，如肢端肥大症引起的舌体增大、甲状腺功能减退所致的黏液性水肿等。如果出现这种情况，积极治疗其他疾病才是预防打鼾的根本方法。

7. 睡眠昼夜颠倒，是病吗？

昼夜节律，简单来说就是坚持规律的就寝时间。每天在同一时间睡眠与觉醒，可以保持一个稳定的生物钟。但生活中有一部分人睡眠昼夜颠倒，这样的睡眠模式是病吗？

日出而作、日落而息是人类按照"适者生存"的自然法则，历经自然选择和严酷的生存环境考验后演变而来的昼夜节律。昼夜节律适应外界环境中日光的 24 小时明暗规律性变化，同时人体的各项与节律调节相关的生物机制也与昼夜节律适应和匹配，

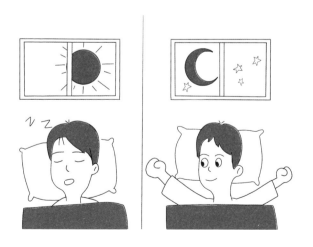

如觉醒系统、内分泌系统和体温调节系统等。太阳光的明暗循环影响脑内褪黑素的分泌，另外，作息时间、睡眠姿势、体育活动、社会活动、饮食习惯等因素均可影响睡眠与觉醒的昼夜节律。

由于昼夜颠倒导致的睡眠觉醒障碍主要包括：

➤ 睡眠觉醒时相延迟障碍：入睡和清醒时间点较常人明显推后，推后时间 ≥ 2 小时，常见于青少年和慢性失眠患者。

➤ 睡眠觉醒时相提前障碍：入睡和清醒时间点较常人明显提前，比自己期望入睡的时间至少提前 2 小时，常见于老年人。

➤ 非 24 小时睡眠觉醒节律障碍：部分人本身的生物钟与 24 小时明暗循环节律不同步，常见于盲人。

➤ 睡眠觉醒节律障碍：没有形成规律的睡眠觉醒周期，1 天中可以有 3 次以上的短暂睡眠，虽然总睡眠时长正常，但每次睡眠均呈片段化，常见于痴呆、神经发育障碍患者。

➤ 时差变化睡眠障碍：当我们在短时间内快速跨越 2 个以上的时区时，我们的生物钟对外部大环境的白夜交替暂时性未能适应，常见于跨国出行人员。

➤ 倒班工作睡眠觉醒障碍：我们周围需要倒班的职业很多，如生产一线工人、警察、医护人员、安保人员等，倒班工作导致他们生物钟紊乱。

昼夜节律受到破坏，主要表现为晚上入睡困难、睡眠浅、易醒、多梦；白天思睡、精神不振；自主神经功能紊乱引发心脑血管疾病等；情绪稳定性差，易出现焦虑、抑郁情绪等；认知功能和执行能力受损，导致学习、工作效率下降。

8. 睡眠昼夜颠倒如何治疗？

如果出现睡眠昼夜颠倒，应该如何将我们的生物钟拨回正常轨道呢？

生物钟其实可以通过我们的认知行为逐步进行培养，以下是一些治疗建议。

（1）睡眠健康教育。

➤ 加强对睡眠的认识，提高积极主动调整睡眠习惯的意识。

➤ 建立良好的睡眠环境，睡眠环境应安静、舒适，温度适宜。

➤ 培养良好的作息习惯，每日坚持相同的上床、下床时间，久而久之就会形成自己的生物钟。对于失眠症患者，上床时间宜为晚上 10:30，下床时间宜为早上 5:30。

➤ 白天增加光照，屋内尽量拉开窗帘，或者积极参与户外活动，享受自然光的照射。睡前 1 小时尽量避免使用电子产品，电子产品发出的光也会影响褪黑素的分泌，从而影响睡眠。

（2）定时光照治疗。

可以运用光照射对我们的生物钟产生影响。早晨给予光照射可使睡眠时相前移，傍晚或睡前给予光照可使睡眠时相推迟。定时光照治疗在光的强度和光照时间的运用上都较为专业，建议在精神科医生的指导下进行，避免发生灼伤双眼等意外。

（3）必要时可以适当服用褪黑素和催眠药物帮助昼夜节律建立。睡眠时相提前者早上服用褪黑素，可有延迟昼夜节律的治疗效果，睡眠时相延迟者下午或傍晚服用褪黑素，可有提前昼夜节律的治疗效果，但一定要在专业医师的指导下服用。

（4）倒时差：如果有重要会议或活动时，建议提前几天到达，以便适应目的地时间；提前调整睡眠时间，按照目的地时区调整钟表时间，到达后按照当地时间作息。

（5）倒班工作：合理安排倒班时间，推荐依次从白班到晚班再到夜班的排班方式，有助于提高对昼夜节律的适应性；在夜班工作前有计划地小睡 1 ~ 2 小时，可以提高夜班工作时的清醒度，减少夜班工作中的失误或差错。

9. 什么是发作性睡病？

躺在床上就能睡着，并且一觉睡到天亮，没有失眠的困扰，是我们每个人的梦想。大家都认为这样的睡眠状态有利于第二天的学习和工作，对于维持良好的精神状态也至关重要。但是凡事都应该有个"度"，过犹不及，"秒睡"以及"睡眠过多"也会出现健康问题。

我们身边有 10% ~ 15% 的人存在睡眠过多的问题。有研究表明，有些睡眠过多的问题在人的儿童和青少年阶段表现得更加突出。临床上，中枢性睡眠过度受多种因素的影响，如遗传、服用影响睡眠的药物使内分泌紊乱、出现某些精神障碍、某些心因性的事件诱发等。如果睡眠过多从而影响正常的生活和工作，甚至影响精神状态，就要小心了，可能是发作性睡病在作怪。

有些发作性睡病患者，无论在什么时间、处于什么情景都可以"秒睡"，比如开车时，突然睡意袭来，"秒睡"过去。如果患有发作性睡病，应尽量放松心态，积极寻求专业医生的帮助，以便更好地解决睡眠问题。

10. 发作性睡病患者该如何进行自我干预？

如果被确诊为发作性睡病，该如何进行自我干预？

积极调整心态

积极乐观地考虑问题，不要有过多的精神压力。有研究表明，情绪焦虑会加重睡眠问题，延缓疾病的治疗进程，而睡眠问题迟迟未得到解决，又会加重患者的焦虑，长此以往，形成恶性循环。因此，如果想打破这种循环，就要保持一个平和的心态。

适度锻炼

有研究表明，适当的运动可以改变大脑的神经递质，有利于形成良好的睡眠模式。此外，适当的运动也可以改变精神状态。

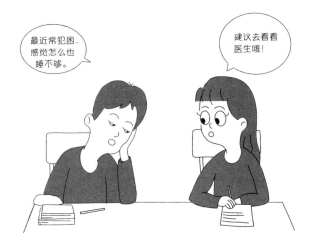

注意饮食健康

尽量避免摄入过多对睡眠有影响的饮品或者食物，如咖啡、茶等。

药物治疗

临床服用的一些药物被研究证明对发作性睡病有一定的效果，不过需要在临床医生的专业指导下服用，不可盲目自行服药或者加药。

中西医结合的治疗方案也是不错的选择。研究结果显示，一些中药制剂、针灸治疗，可以有效缓解发作性睡病。另外要注意的是，如果正在服用治疗其他疾病的药物，需要排查一下该药物是否在控制病情的同时影响了睡眠。

11. 什么是快速眼动睡眠行为障碍?

根据调查显示,普通人群中有很大一部分人睡眠时存在呓语、活动增多等情况。如果该情况反复出现,甚至出现了危险行为,已经影响到自己和周围人的生活,造成了人际关系的困扰,那就要注意是否患上了快速眼动睡眠行为障碍(RBD)。

快速眼动睡眠行为障碍病因较复杂。有些患者与倒夜班或倒时差有关;有些患者与紧张、焦虑情绪有关;有些患者与服药、饮酒有关;有些患者则继发于其他类型的睡眠障碍。

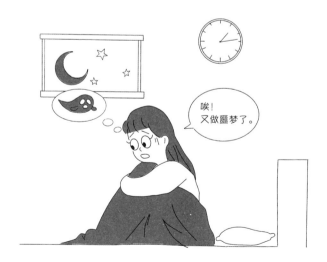

快速眼动睡眠行为障碍患者主要表现为从睡眠状态到完全清醒状态的过程延长，睡眠的过程中存在呓语、活动增多、被噩梦惊醒，甚至坐起来或下地走路的表现，醒来之后出现一些异常行为，甚至做出攻击行为。

如果存在上述表现，无须过度惊慌，请寻求专业的精神科医生的帮助。

12. 快速眼动睡眠行为障碍患者该如何进行自我干预？

临床上针对快速眼动睡眠行为障碍有以下两种干预措施。

（1）非药物治疗方案。

➢ 调整饮食结构。保持良好的饮食习惯，避免暴饮暴食，尤其是晚上，避免摄入影响睡眠的食品。

➢ 保持良好的生活规律，调整睡前情绪。睡觉前尽量避免剧烈运动，避免浏览令人恐惧的视频或阅读恐怖小说等。

➢ 营造令人放松、舒适的卧室环境，保持适宜的温度和光线。

➢ 如与其他疾病有关，则应该积极治疗原发病。

（2）药物治疗方案。

如果尝试上述方法后均无明显改善，可以在专业医生的指导下采用药物治疗。

临床上通常采用一些镇静催眠药物和抗抑郁药物调整睡眠结

构。根据研究显示，一些中药对于改善快速眼动睡眠行为障碍也有很好的疗效。

13. 什么是睡瘫症？

睡瘫症也就是我们常说的"鬼压床"。目前，睡瘫症的成因还没有非常明确的结论。根据现有的研究结果显示，睡瘫症可能与我们的精神压力过大有关。此外，睡眠障碍、情绪不稳定、生活周期不规律、年龄等因素，都可能引起睡瘫症的发生。儿童、青少年群体出现睡瘫症的概率更大一些。

我们入睡后，从浅睡眠进入深睡眠，开始出现梦境的阶段称为快速眼动睡眠期。在快速眼动睡眠期，我们会做梦，但身体则受到了"保护"，四肢活动受到了限制。也就是说，在这个过程中，身体受到的"保护"减少了坠床、冲动行为发生的风险。

如果睡瘫症已经严重影响到了正常生活或引起了情绪失控，接受专业医生的治疗是非常明智的选择。

14. 睡瘫症患者该如何进行自我干预？

临床上，针对睡瘫症以对症治疗为主。因为绝大多数睡瘫症患者，实际上并没有特别严重的后果，对人际交往、社会活动以及日常生活的影响并不严重。

出现睡瘫症时，我们的呼吸功能可以正常维持，眼睛可以正常活动。因此，我们先要调整自己的呼吸节奏，使每一次呼吸更加均匀，避免因恐惧造成过度通气。接下来，可以尝试活动双眼及面部的肌肉，使我们的身体开始逐渐被"激活"。试着张张嘴、摆摆头、勾一勾手指、动一动脚尖，等身体被充分"激活"时，尝试翻个身。整个过程中，都需要保持冷静的情绪和战胜恐惧感的自信心。

如果睡瘫症造成了过大的精神压力，严重影响日常生活，要尝试改善自己的精神状态，调整睡眠结构。当感受到了过多的紧张、焦虑、恐惧情绪时，可以尝试通过心理治疗缓解这些令人难过的感受。

15. 什么是睡行症？

人在入睡后，起床在室内或室外行走或做一些简单的活动，临床上称为睡行症，也就是我们常说的梦游。睡行症产生的原因有很多，其中睡眠严重不足是一个比较常见的诱因，此外躯体的疾病（如甲状腺功能异常、中枢神经系统疾病、心脑血管系统疾病等）、心因性精神保障及遗传等也可能导致患上睡行症。

睡行症患者多为儿童、青少年。很多患者小时候患有睡行

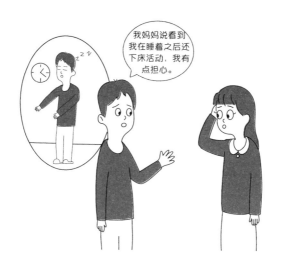

症，长大之后症状便消失了，但有些患者成年后仍会出现症状。患者的临床表现不尽相同，有些患者只是坐着，做一些没有目的的行为举止；有些患者会起床，在地面上来回走动；有些患者还会自言自语或与他人对话，严重的甚至可能会出现攻击、冲动行为。根据现有报道，睡行症患者发作时可能出现自伤行为或伤人行为。

如患有睡行症，千万不要过度惊慌，要寻求专业医生的帮助，以便接受科学的干预方式。

16. 睡行症患者该如何进行自我干预？

患睡行症大多与过度操劳及紧张、焦虑、恐惧等情绪有关。以下干预措施可有效避免睡行症的发作，缓解睡行症发作时的症状。

将卧室营造成一个安全的睡眠空间；制订一份有规律的生活计划，保持充分的睡眠时间，使身体和精神充分放松；注意饮食结构，尽可能避免经常喝酒。

积极治疗原发病。有些药物的不良反应会增加发生睡行症的风险，应在专业医生的帮助下调整药物，保证治疗安全。如果考虑睡行症与服药频率有关，可以在专业医生的指导下调整服药频率，以缓解睡行症的症状。

根据研究显示，睡行症发作时，患者很可能会误伤自己。为了尽量减少受伤风险，建议在窗户内侧和大门处安装防护工具，并将家中的桌角、柜子角等突出物体以及尖锐物体用软布包裹起来。

如果常规的干预方式对睡行症改善不明显，可以在专业医生的指导下通过镇静催眠药物、抗抑郁药物对症治疗。需要注意的是，治疗期间一定要规律服药，私自减停药物可能会引起撤药反应，反而加重症状。另外，如果因睡行症的问题出现紧张、恐惧情绪，可以尝试心理治疗，采取科学有效的干预方式，以改善预后。

17. 什么是不宁腿综合征？

不宁腿综合征（RLS）指的是当我们休息时，小腿深部出现无法忍受的不适感，通过运动或按摩可暂时缓解的一种神经系统疾病。RLS 很难诊断，主要是因为其症状往往在夜间更严重，白天就诊时不太明显。怀孕期间，RLS 易出现或恶化。RLS 在患有尿毒症、肾衰、缺铁或贫血的人群中更常见，但 RLS 也会出现在没有以上问题的人群中。

国际不宁腿综合征研究组制定的诊断标准包括以下几个方面。

➢ 异常感觉。由于肢体的难以形容的不适感，导致有运动肢体的强烈愿望，主要是下肢。这些异常感觉常发生在肢体的深部，而不是在皮肤等表面。

➢ 运动症状。患者不能入睡，需要不停活动肢体以缓解异常感觉，主要表现为来回走动、不停晃动、揉搓、捶打、屈曲伸展下肢，或者在床上辗转反侧。

➢ 症状在休息时加重，在活动时可以暂时缓解。

➢ 症状在夜间加重，深夜达到高峰。

➢ 腓肠肌内有不适感，常伴有腿部出现一时性疼痛、虫爬和瘙痒等感觉。

> 不能用内科和精神科障碍解释其症状。

> 可以有其他睡眠障碍存在。

18. 不宁腿综合征患者该如何进行自我干预？

不宁腿综合征的治疗包括药物治疗（需要专业医生指导）和非药物治疗。非药物治疗包括排除各种继发性不宁腿综合征的病因，尤其是停用诱发不宁腿综合征的药物。另外，不宁腿综合征患者在日常生活中也要注意以下几个方面。

> 保持良好的睡眠环境及睡眠规律。保持睡眠环境卫生、安静及舒适，按时入睡、起床。睡前避免看刺激性节目及书籍等，避免白天过度睡眠，形成规律的睡眠习惯。

> 保持健康的生活方式。均衡饮食，忌烟戒酒。

> 适当运动。特别是锻炼下肢，如睡前散步、利用健身器材健身等，但要注意避免白天过度劳累，因为过度劳累容易加重症状。

> 改善血液循环。睡前用热水泡脚或洗热水澡，按摩腿部，睡眠时将脚及小腿抬高，促进血液循环。

> 保持心情愉快。由于不宁腿综合征影响睡眠，患者容易出现焦虑、烦躁等情绪，而不良情绪又会加重症状，从而导致恶性循环，所以保持心情愉快很重要。如果已经出现比较明显的心理问题，可主动寻求心理医生的帮助。

19. 睡着后，为什么下肢会不自觉抖动？

正常人也可能出现下肢不自觉抖动的现象，尤其在劳累、紧张或者饮酒的情况下更容易发生。如果偶尔发生，不用紧张，是很常见的生理现象。

严重的周期性发作的腿部抖动在临床上被称为周期性腿动，属于睡眠类疾病。周期性腿动病因较复杂，大部分患者继发于其他类型的睡眠障碍：80%～90%的患者继发于不宁腿综合征；45%～65%的患者继发于发作性睡病；70%的患者继发于快速眼动睡眠行为障碍；24%的患者与睡眠呼吸暂停综合征有关。周期性腿动的治疗以治疗原发疾病为主，同时可缓解周期性腿动现象的发生。

如果周期性腿动影响睡眠，要到医院做专科检查并进行治疗。如果没有影响睡眠，请不用担忧，可以暂时观察抖动的频率和程度，再决定是否治疗。

20. 睡觉时磨牙，怎么办？

正常人晚上睡觉时也可能会磨牙，尤其在劳累、精神紧张或

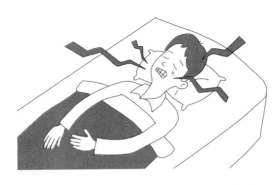

者工作压力大的情况下更容易发生。如果偶尔磨牙，不用紧张，是很常见的生理现象。

引起磨牙的原因有很多，可能是因为晚上吃得太多，也可能是营养不良或者患有其他疾病。临床上将严重的磨牙习惯称为睡眠相关性磨牙，属于睡眠类疾病。

睡眠相关性磨牙病因较复杂，大部分患者属继发性磨牙，与胃肠道疾病、内分泌紊乱和精神状况等有关。如果出现夜间经常磨牙现象，需要到医疗机构找专业医师进行全面检查。

医学上至今对睡眠相关性磨牙尚无特异性治疗。患者可以通过以下两种方式减轻症状。

➢ 改善睡眠卫生；入睡前泡热水澡、听听轻音乐，放松身心；保持正确睡姿。

➢ 减少摄入含咖啡因的食物和饮品。

21. 什么是梦魇障碍？

梦魇障碍也就是做噩梦。噩梦的出现与我们的精神状态、睡眠情况、日常生活经历、心理压力等都有关系。有些噩梦是我们之前的亲身经历，有些噩梦是从未发生过的事情。噩梦内容为现实生活中从未发生的事情的噩梦被称为"特发性噩梦"。

频繁出现噩梦会影响人们的精神状态。患者白天会感觉筋疲力尽，无法全神贯注地投入学习、工作中。有些患者甚至晚上不敢睡觉，加重了心理负担，由此可能引发心理问题。

目前，梦魇障碍作为一类独立的睡眠障碍，日益受到人们的关注。如果梦魇严重影响到了学习、工作，建议及时到医院寻求专业医师的帮助，积极干预。

Chapter Three

失眠及失眠症

1. 失眠常见吗?

随着现代社会的发展,竞争日趋激烈,越来越多人被失眠困扰。情况严重者甚至对失眠产生了恐惧心理,每到入睡时总被夜不能寐的痛苦纠缠,整晚睡不好,第二天还要拖着疲惫的身体继续工作,恶性循环,导致生活质量严重下降。也有很多人觉得失眠无碍,不会对身体产生太大的影响。

其实,失眠是一种十分常见的睡眠类疾病。据调查显示,平均每 3 个成年人中就有一人存在睡眠问题,而在我国,存在睡眠问题的人群比例接近于 45.5%。

儿童、青少年及老年人等各个年龄段的人均可出现入睡困难、睡眠不实或早醒等失眠症状。儿童、青少年及老年人的失眠发生率分别为 4%、9.3% 及 38.2%。虽然失眠的发生率随着年龄的增长的原因尚不明了,但年龄是失眠的显著危险因素,年龄越大,出现失眠的风险越高。儿童失眠多是因为睡眠环境限制的问题,如儿童必须在父母或照料者的陪伴下才能入睡。另外,患有内科或神经发育疾病的儿童,更容易出现失眠症状。青少年失眠多是因为生活节律性差、出现重大生活事件、精神压力大、不健康的生活习惯等。老年人的失眠可能与睡眠连续性差、基础疾病、药物影响等有关。

失眠亦有明显的性别差异,女性比男性更容易出现失眠。女性患失眠症的风险是男性的 1.41 倍，在 45 岁以上人群中甚至增加到了 1.7 倍。这可能与女性存在生理期（雌激素的周期性变化会干扰睡眠），以及与女性更细腻、敏感的性格特征有关。

同时，职业也是影响失眠的一个重要相关因素，网络上经常有"十大最容易失眠的职业"罗列。虽然这种划分缺乏严谨性和科学性，但医生、警察、IT 工作者、作家等生活节律性差的职业似乎更容易存在睡眠问题。另外，失眠症在有躯体疾病、精神障碍以及收入较低的人群中更常见。

2. 我们为什么会失眠？

受多种因素的影响，生活中我们会遇到各种各样的睡眠问题，其中以失眠最为常见。失眠的发病原因非常复杂，涉及个体本身心理及生理、周围环境、精神状态、身体疾病、药物服用及生活习惯等多种因素的影响。

正常情况下，负责兴奋的交感神经与负责抑制的副交感神经处于相互平衡制约的状态，一张一弛相互调节。但对于失眠患者来说，这种平衡往往是被打破的。在该工作时，交感神经无法兴奋，从而使人感到疲惫，无精打采；在该睡觉时，副交感神经无法抑制，导致大脑兴奋，思绪万千，难以入睡。另外，失眠有一定的家族遗传性。

不良的生活习惯会影响睡眠，如饥饿、过饱、长期饮酒等。

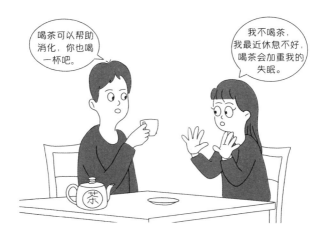

一些人为了减重，不吃晚饭，睡觉前饿得肚子咕咕直叫。饥饿感使大脑处于活跃状态，精神越发抖擞，难以入眠。还有些人有吃夜宵的习惯，过多的食物摄入会调动肠胃开始工作。而食物如无法及时消化，会直接影响睡眠。睡前饮酒会增加早醒的概率，长期饮酒还有可能引起乙醇依赖性失眠。同时，年龄、性别、激素水平变化等，也是失眠的诱发因素。

心理因素也是失眠的主要诱因。当今社会，生活节奏不断加快，人们在生活、学习、工作等各个方面需要承担很大的压力，很多人长期处于精神紧张、心理压力较大的状态。夜晚关灯上床后，整理一天的思绪，想着明天要面临的各种事务，产生沉重的思想负担，无法顺利入眠。因生活中发生重大事件而情绪激动，都有可能导致失眠。还有一些人对睡眠的认知出现偏差，主观认为需要睡够 8 小时才能满足睡眠需求，否则就会影响第二天的工作。他们对睡眠存在过度担忧，甚至过度期待，增加睡前唤醒，延长睡眠潜伏期，导致失眠。

人们在睡眠的时候，大多都需要一个相对舒适、安静的环境。但基于现实因素，有些人无法达到上述条件，因此无法顺利入睡或者很容易被惊醒。同时，潮湿、狭窄、阴冷的环境让身体舒适度较低，也会增加入睡难度。

对于诸如焦虑症、抑郁症、双相情感障碍及精神分裂症等精神疾病的患者，失眠也常常作为伴随症状或者继发性症状而存在。其他诸如高血压、心脏病、疼痛等身体不适或躯体疾病也有可能导致失眠。同时，服用的相关药物，也会对睡眠产生负面的影响。

3. 如何正确看待失眠？

失眠患者往往把失眠的后果想象得十分严重，其实影响我们的不是失眠本身，而是对失眠的焦虑和恐惧。越不挣扎，越不恐惧，失眠带给我们的负面影响就会越少。所以，我们需要做的是，将失眠正常化看待，与失眠和平共处。

慢性失眠是由易感因素、诱发因素及维持因素引发的。面对失眠，保持平常的心态很重要。每个人都可能在某些情境下诱发失眠。有的人之所以会从偶尔失眠发展为慢性失眠，一方面，是对失眠有着错误的认知，如要求自己一定要睡好，过分担心失眠的后果，对睡眠进行控制等；另一方面，是有着维持失眠的不良行为，如在床上的时间过多、白天补觉等。

尽管如此，当失眠的严重程度达到了诊断标准，其仍然是可以治疗的。目前的治疗方式主要有药物治疗和认知行为治疗，治疗效果也均得到了很好的验证。

然而，很多人认为失眠并不是病。这种错误的认知，也造成了一部分失眠人群没有及时就医，严重影响了生活质量，增加了各种疾病的患病风险。

睡眠是一件自然而然的事情，既然我们无法控制什么时候困、多久才能睡着、睡了多久、睡眠深浅等现象，不如试着接纳它。如果失眠成为烦恼，我们应该及时就医，找到症结，寻求科学的改善方法。

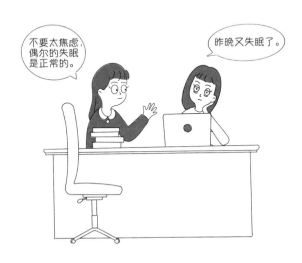

4. 失眠表现有何特点？

失眠分为慢性失眠、急性失眠和其他类型的失眠。不同类型的失眠表现出不一样的失眠特点。

失眠的特点主要为：入睡或睡眠维持困难，自觉睡眠质量差并陷入苦恼，影响日常生活、社会活动、工作、学业等；尽管满足了一切适宜睡眠的环境，但仍出现睡眠紊乱以及由失眠带来的不良日间症状，常表现为醒后无清爽感以及感觉未能恢复预期精力，日间会出现疲劳，记忆力、注意力下降，易激惹或心情低落，思睡等现象；躯体化紧张也是失眠人群常见的一种表现，一方面是主观感觉身体难以放松，另一方面是准备入睡时客观存在的过度躯体唤醒，常表现为心慌、出汗、肌肉僵硬等。

慢性失眠主要表现为频繁、持续的入睡或睡眠维持困难，持续时间超过 3 个月。睡眠困难主要表现为夜间醒后难以再次入睡，或者未能一觉睡到期望的时间。过度关注睡眠问题便会对睡眠产生担忧，并随着就寝时间的临近而加强，随着病情的发展，可能会出现焦虑情绪。一些慢性失眠患者在周围环境干扰或刻意努力入睡时，会出现条件性觉醒的反应，离开卧室反而能够轻松入睡。另外，一些慢性失眠患者自婴儿或儿童时期起，便出现长期入睡困难，这可能与遗传因素或者睡眠觉醒系统存在认知失常有关。有部分慢性失眠患者出现睡眠状态的感知错误，其主诉的

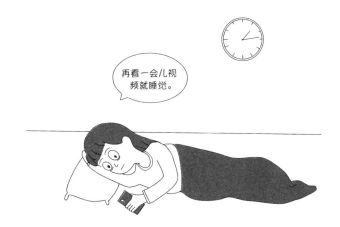

睡眠紊乱严重程度与客观检查记录到的程度并不一样。他们将许多实际的睡眠时间感知成清醒，这可能与慢性失眠患者的觉醒调控系统改变有关。慢性失眠患者的一些日常不良行为会致使睡眠困难，如白天小睡、在床上进行过多与睡眠无关的活动等。

急性失眠也称短期失眠，主要表现为短期的入睡或睡眠维持困难，持续时间不超过3个月，其可单独存在，也可与其他疾病共存，一般由某种具体因素导致，有时也可间断发作。

5. 哪些疾病容易引发失眠？

失眠分为原发性失眠与继发性失眠。其中继发性失眠是指由其他原因引起的失眠，继发于躯体疾病或精神疾病的失眠在临床上十分常见。

有研究显示，失眠与多种躯体疾病呈显著线性关系，且内科疾病越多、越重者罹患失眠症的风险越高。由各种疾病引起的疼痛如关节痛、肌肉痛、胃痛，由皮肤病导致的瘙痒、高烧、腹胀、便秘和尿频等，以及心慌、咳嗽、憋闷均会引起失眠症的发生。一些具体的躯体疾病如脑血管病变、脑出血、脑血栓、后循环缺血等神经系统疾病，心绞痛、心律失常、慢性心功能衰竭、高血压等心血管疾病，慢性阻塞性肺病、慢性支气管炎、慢性呼吸衰竭等呼吸系统疾病，慢性肝病、胃溃疡、结肠炎、胰腺炎等消化系统疾病，一些常见的慢性病如糖尿病、慢性肾功能不全等，都会导致失眠。失眠易引起患者机体免疫力下降，继而引起呼吸、神经、内分泌等系统功能异常，甚至加重原有疾病的病情，严重影响患者的生活质量。

流行病学资料显示，30%～80%的精神分裂症患者、80%的重度抑郁症患者、70%～90%的焦虑障碍患者、50%的双相情感障碍缓解期患者患有睡眠障碍。同时，失眠也常作为各种精神疾病的前驱症状而存在。很多时候精神症状得到缓解后，失眠的问题仍持续存在，增加精神疾病复发的风险。以抑郁症为例，抑郁症患者更容易出现负面的情绪、悲观的想法以及身体的疲乏感，他们对睡眠的期待往往不限于入睡前的那段时间。白天缺乏活力，会让他们更加期待睡眠，从而产生更多的担心与思虑，增加睡前唤醒，延长睡眠潜伏期，从而加重失眠。由此可见，失眠与精神病关联密切，诸多的精神疾病均可见失眠症状，治疗精神疾病的同时，还要关注对失眠症的治疗。

6. 偶尔失眠为什么会变成失眠症？

多数人都有过失眠的经历，比如考试前夜、倒时差、出差及情绪造成的短暂失眠，失眠后往往会出现一些不良的情绪和行为。首次失眠的人很快会好转，长时间内都能保持正常的睡眠状态。但有过失眠经历的人很容易记住失眠体验。有些人会受到既往失眠体验的影响，并对失眠产生不合理的认知，当再次面临可能会发生的失眠问题时，便会对睡眠过度关注，加重对睡眠的恐惧。随着时间的进展、外界的不良暗示、自我过度关注、不良生活事件的不断刺激，失眠将转变为失眠症。

偶尔失眠发展为失眠症并非偶然现象，外界环境等客观原因是失眠发生的部分诱因。失眠症患者就诊时也常常将失眠归咎于睡眠环境、作息规律的改变或者不良生活事件带来的影响。但患者本身对睡眠的认知及应对方式也是失眠慢性化发展过程的重要因素。如对睡眠有过度的期望，认为每天8小时的充足睡眠才能保证次日的工作和学习；可以通过自己的努力快速进入睡眠；饮酒能促进睡眠；睡眠不好肯定会影响第二天的正常生活等。这些对睡眠不合理的认知加重了预期性焦虑，扰乱正常自主睡眠的进程，从而加重失眠，形成恶性循环。

有过失眠体验的人为了保证充足的睡眠时间，即使无睡意也要提前上床休息，晨醒后强迫自己再次入睡。这些行为往往适得其反，并不能提高睡眠质量和效率，反而会让其更加关注睡眠，增加无效的卧床时间。久而久之，习惯化的行为及认知模式诱发失眠反复出现。另外，负面情绪多、敏感多疑、谨小慎微的人，会增加睡眠前的生理活动，增加睡前不愉快的侵入性思维，致使失眠慢性化的发展。

我们要正确认识单次或者偶尔失眠，即使因为各种问题无法进入睡眠，卧床放松、闭眼休息也能恢复精力。正确看待失眠，采取科学的处理办法，避免过度担心，将大大降低偶尔失眠演变为失眠症的可能。

7. 如何判断得了失眠症？

世界卫生组织对失眠症的定义：尽管有适当的睡眠机会和睡眠环境，仍然对睡眠时间和（或）睡眠质量不满意，并且影响日间社会功能的一种主观体验，是一种常见的睡眠障碍。

如果有以下症状中的几种，出现的频次又比较频繁（每周3天以上，连续1个月以上），那就要提高警惕，很可能已经患上失眠症，需要就诊寻求帮助。

➢ 有明显的入睡困难，躺在床上辗转反侧，久久不能入睡，脑海里浮想联翩，想睡又睡不着，越努力睡觉越清醒，甚至整夜不眠。

➢可正常入睡，但睡不踏实，一点声音就被惊醒，甚至无原因的多次被惊醒。

➢比期望的起床时间更早醒来，如把闹钟定在早上 7 点，但凌晨 3 ～ 4 点就醒来，醒后难以入睡。

➢在适当的时间不肯上床睡觉或者在没有父母或照顾者的干预下难以独自入睡，这一点多见于儿童和一些需要照料的老年人。

➢次日白天出现疲劳、记忆力差、专注力差、做事没耐心等情况。

➢工作、学习效率下降。

➢次日情绪易烦躁、激动，尤其面对亲近的人时容易发脾气、抱怨等。

➢日间思睡，总是想找时间、找机会补觉。

➢对自己的睡眠质量感到担忧，害怕晚上再次面对难以入睡的痛苦。

8. 失眠症患者有何人格特征？

国内外的研究对失眠症患者人格特征的结论虽不完全一致，但其中部分特点是各项研究较为公认的。

过度思虑

失眠症患者对自身健康、生活及工作现况等表现得过度思虑，从而产生过大的精神压力和过低的自我评价，容易产生负面情绪，甚至抑郁情绪。

过度压抑

失眠症患者不愿意向外界宣泄和表达，过度地压抑自己的情绪及内心的压力，从而加重负面情绪的积累。失眠影响患者的工作、生活及学习，降低了其处理日常事务的能力，导致患者容易在工作或学习中出现差错。为了避免差错的出现，患者一般会付出更多努力，但仍会担心出现差错，这将更进一步加重患者的精神压力。

神经质性

失眠症患者的另一个共同特点是神经质性。他们过度敏感，情绪受外界影响会产生较大波动，容易受到焦虑、抑郁等不良情绪的持续影响，尤其在入睡前，难以控制失控的情绪，加重失眠。他们还会不断思虑，反省日间遇到的事情，从而增加睡前唤醒，延长入睡时间。

追求完美主义

追求完美主义也是失眠症患者的一个共同特点。他们通常投入过多的努力以达到预期目标，对睡眠也是如此。当他们面临失眠的困境时，会过度关注失眠这件事情，想尽一切办法让自己入睡。但睡眠本身是相对独立的一种自发过程，对睡眠的过度关注并且试图强迫自己进入睡眠状态往往是无效的，反而会造成对睡眠的过多干扰，加重失眠的程度，长此以往，失眠状态将慢性化持续存在。

9. 失眠症的危害有哪些?

失眠症对身心健康有一定的危害。

失眠症直接影响我们第二天的精神状态，让人日间思睡，注意力不集中，工作、学习效率下降。对于某些特殊工种，如驾驶员、高空作业人员等，失眠症会危害其人身安全，增加意外事件发生的可能。

失眠症危害我们的身体健康。研究发现，失眠症会影响免疫系统和内分泌功能，同时还会增加患高血压、糖尿病、肥胖症等疾病的风险。

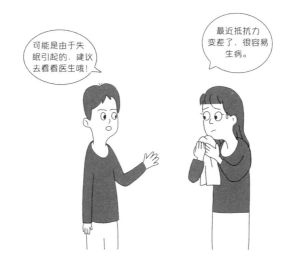

最近抵抗力变差了，很容易生病。

可能是由于失眠引起的，建议去看看医生哦!

失眠症对我们的心理健康产生很大的影响。失眠症患者常有心情低落、急躁易怒、焦虑不安等情绪。这些情绪影响人际交往及工作、学习状态，会增加日后患精神疾病的风险。

虽然有很多研究都表明失眠症对身体是有危害的，但失眠症患者不必过度恐慌，应保持积极、乐观的心态，正确对待失眠。

10. 失眠症的治疗原则和方法有哪些？

失眠症主要的治疗原则是帮助失眠患者正确认识睡眠以及建立良好的睡眠习惯，消除使失眠持续存在的维持因素，使失眠患者恢复正常的睡眠节奏。

另外，积极寻找失眠的原因，判断是否存在睡眠呼吸暂停、睡眠节律异常等其他睡眠问题，判断是否患有合并躯体疾病或精神疾病，并积极治疗原发疾病。

目前针对失眠症的治疗方法，主要有心理治疗、药物治疗、中医治疗、物理治疗等。

心理治疗主要包括认知行为治疗、矛盾意向治疗、催眠治疗等，其中认知行为治疗效果最好。美国睡眠医学委员会将认知行为治疗定为慢性失眠的推荐疗法。如果成年人患失眠症且未经过其他治疗，则应首先尝试认知行为治疗。认知行为治疗主要是通过纠正与睡眠相关的不合理认知，改善不良的睡眠习惯并重塑有助于睡眠的认知行为模式以达到治疗效果。但心理治疗由于治疗周期长、成本高，在国内开展并不普遍。目前，计算机化的认知行为治疗、自助认知行为治疗、团体认知行为治疗等正快速发展，相信不久的将来会为失眠患者带来极大的便利。

药物治疗主要包括苯二氮卓类药物、非苯二氮卓类药物、具有镇静作用的抗抑郁药物、抗精神病药物等。药物治疗疗效确切，能较快缓解失眠的症状，但不宜长期服用，因为其具有一定的副作用，如导致乏力、白天大脑昏沉等，若未经过精神科专业医生的指导，容易形成药物依赖。所以，失眠症的药物治疗一定要在精神科专业医生的指导下进行。

中医治疗有中药治疗、针灸、拔罐、艾灸等。中医上称失眠为"不寐"，认为脏腑机能紊乱、阴阳气血失调等是导致失眠的基本病因。中药治疗的副作用相对较小，但是作用相对较弱，疗效不确切。

物理治疗有经颅磁刺激、光照疗法等，其中光照疗法主要应用于睡眠节律异常、轮班工作引起的睡眠问题等。另外还有体育锻炼、音乐疗法等，可以作为改善失眠症的辅助治疗方法。

Chapter Four

失眠的自我调适

1. 饮食习惯也会影响睡眠吗？

很多疾病都需要配合合理的饮食，失眠也不例外，有些饮食习惯会妨碍我们一夜好眠。

首先是咖啡因。我们都知道，困倦的时候喝一杯咖啡或浓茶会使我们清醒。同样，如果临近睡眠时间，较高浓度的咖啡因仍然在体内，势必会影响我们的睡眠。但这并不意味着要完全戒掉咖啡或者茶。由于人体代谢掉咖啡因的时间一般为 8 ～ 10 个小时，所以如果想在晚上 10 ～ 12 点入睡，那么，下午 2 点以后尽量就不要饮用含有咖啡因的饮品了，包括咖啡、茶、可乐、奶茶等。

其次应警惕吸烟与饮酒习惯对睡眠的影响。尼古丁是一种兴奋剂，能够让人保持清醒。睡前吸烟会直接影响睡眠质量，过量饮酒对睡眠也是百害而无一利的。

再次是注意晚餐的合理性。晚餐尽量不要过饱或者过晚，因为这样会使人体的肠胃无法得到休息，不但影响睡眠，也会导致消化不良，产生不适；不要不吃晚餐，饥饿会使人处于清醒状态，甚至会夜间饿醒，破坏睡眠质量；晚餐不要吃过于油腻和辛辣的食物，也要少吃豆类、红薯、玉米等容易引发腹胀的食物。

最后要避免晚上过度饮水。晚上饮水过多会加重肾脏负担，使夜尿增多，打断连续的睡眠，也会使人第二天产生浮肿。

2. 睡前饮酒能否助眠?

大家可能听过这样一种说法:睡前喝一小杯酒有助于睡眠。的确,酒精有镇静作用,会让入睡变快,但这并不意味着喝酒就对睡眠有好处。

睡前喝一小杯酒能够抑制大脑中枢神经系统活动,带来昏沉感,加快入睡,但这只是暂时的。酒精带来的昏沉感并不是自然状态下能达到的。如果长期借助酒精的作用入眠,我们难免会将这种昏沉感认为是正常的。长此以往,会对酒精带来的昏沉感上瘾,造成酒精依赖。不仅如此,持续饮酒会造成酒精耐受,减

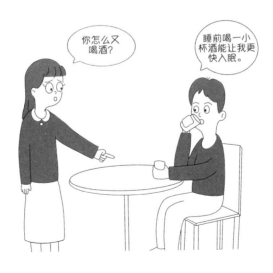

弱酒精对睡眠的诱导作用，想要继续饮酒助眠只能越喝越多。如果此时突然停止饮酒，还会产生戒断症状，加重失眠和身体不适感。

睡前饮酒会牺牲睡眠质量，影响睡眠结构。饮酒后，睡眠时间会变得碎片化，出现夜间易醒、多梦、打鼾、头疼等问题，身体和大脑都没有得到真正的休息。并且，酒精会使睡眠中的快速眼动期缩短，而这一时期恰恰是人体进行恢复的重要阶段。另外，酒精是绝佳的"利尿剂"。想象一下，夜里睡得正香，却不得不频繁起夜，是不是很烦呢？

睡前饮酒也会影响人的感受，尤其是饮酒较多的情况下。人会出现脸红、头痛、恶心、呕吐等反应，身体处于不舒适的状态。酒精会让人变得健忘，醉酒入睡有时会使人短暂性地失去知觉，影响第二天起床的精神状态。

所以，我们是否要为了一种"非正常"的昏沉感而牺牲自己的睡眠质量呢？如果想要一个自然、健康的睡眠，就不要在睡前饮酒了。

3. 你的睡眠环境好吗？

人要睡得好，除了内在因素，还有很重要的外在睡眠环境因素。失眠也可能是由不利的外在睡眠环境引起的。所以，想要改善睡眠质量，需要检查一下睡眠环境。

睡眠环境因素主要包括光线、声音、温度、湿度、空气质量与室内气味、床品的舒适程度、是否设置闹钟和关闭电子产品等。

首先，确保卧室舒适且不受光线和声音的干扰。光线会影响褪黑素的分泌，进而影响睡眠。所以，入睡前，关闭卧室和床边的灯，特别是临街的卧室，要使用遮光窗帘；远离电子屏幕，实行"电子宵禁"。安全、舒适、相对安静的睡眠环境能够减少夜间觉醒的可能性。看似不足以吵醒人的噪声，也有可能影响睡眠质量，铺上地毯、关闭门窗、佩戴助眠产品（如隔音耳塞）都有可能会改善睡眠质量。

其次，想要酣睡到天明，寝具的选择也很重要。床的宽度过大或者过窄都会影响睡眠。除此以外，床铺高度应在 50 厘米左右为宜。还应确认所使用的床垫、被褥等寝具是否软硬、厚薄适度，是否能够很好地贴合我们的生理曲度，支撑我们的身体；枕头高低是否合适等。腰椎疾病患者不适宜睡软床，睡觉打鼾的人群不适宜使用高枕头。

再次，确保卧室的夜间温度和湿度适宜。人的身体温度一天24 小时都在变化，晚上睡眠时是人体温度最低的时候。一些数据也表明，睡眠有喜冷的特性，温度不高的环境可能有助于睡眠。此时，身体的新陈代谢减缓，细胞活动变慢，人自然衰老得慢。但是也有很重要的一点值得注意：室内温度不能太冷。夏季室温宜保持在 23℃、湿度 40%～50%；冬季室温宜保持在 20℃、湿度 50%～65%，过低或者过高的室内温度都可能给身体带来不适。

除此以外，保持室内空气流通，不应有异味、闷热感和室内污染物（如二氧化碳、可吸入颗粒物、有机挥发物等）。

最后，减少卧室内的时间存在感，不要将闹钟摆放在卧室显眼的地方。在失眠的时候反复看时间，往往会引起挫败感、烦躁和担心等情绪，这些情绪会干扰睡眠。

4. 运动对睡眠有什么好处？

首先，运动会造成身体疲惫，而大脑对于身体疲惫的反应是增加深度睡眠的时间。其次，运动后人的体温会升高，体温下降

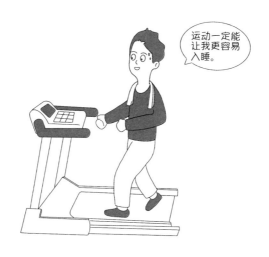

后，人自然会感到困倦，正所谓"睡眠喜冷"。最后，运动有利于调节情绪，适度运动可以缓解压力和焦虑。这是因为人在快乐的时候，大脑会分泌内啡肽。当人们进行一定的运动时，体内的内啡肽会持续分泌。这种"快乐激素"能够缓解人们的压力和不良情绪，让人变得愉悦和满足。但这和运动的强度也有一定关系，长时间、连续性、强度大是分泌内啡肽的条件。

目前，运动疗法不仅用于治疗高血压、糖尿病、冠心病、肥胖等疾病，而且是治疗失眠很有效的非药物治疗方法之一。那么，如何运动才能助眠呢？

强度和持续时间是关键。研究发现，中等强度运动对失眠患者的睡眠总时间、睡眠潜伏期等均有所改善。成人每周至少运动3次，每次运动至少持续30分钟，连续16周持续运动，能更好地进入睡眠状态，睡眠时间也增加将近1小时。

运动时段也很重要。太靠近就寝时间的运动对睡眠有负面影响。因此，运动时段最好是在下午1～5点。

值得注意的是，有氧运动的助眠效果更好。研究发现，快走有助于参与者更早进入睡眠，而且睡得更久。

选择你喜欢的任何活动，如慢跑、游泳、骑车、跳绳等，让运动成为日常生活的一部分。

5. 感到夜间没睡好, 早上补觉有好处吗?

睡眠是具有自主调节作用的，不要在一夜糟糕的睡眠后尝试通过赖床来补充睡眠。

一方面，早上补觉未必睡得着或者只是非常浅的睡眠，无法获得好的睡眠体验。另一方面，从生物钟的角度来看，延后起床时间会导致生物钟紊乱，打破自身的昼夜节律。每个人的睡眠需求量不同，但自身睡眠需求相对固定。假如你的睡眠需求量是8小时，早上醒后又继续尝试睡觉，则会占用第二天的睡眠需求量。第二天睡眠需求量减少，入睡就会变慢，或者早早醒来。如此循环，生物钟逐渐后移，入睡逐渐变晚，醒得也会越来越晚，导致持续失眠。越是睡得不好，越应减少在床上的时间，提高睡眠效率。

失眠患者醒来后往往很难睡着，只是躺在床上翻来覆去、心烦意乱。对失眠患者来说，早上醒来后继续睡无疑是"雪上加霜"。

所以，为了建立稳定的生物钟系统、拥有良好的睡眠体验，规律作息很重要。建议固定起床时间，节假日可以设为"弹性日"，允许自己多睡一会儿，但是不要多睡超过30分钟。

6. 白天感到困倦时，能补觉吗？

如果前一晚没有因为加班等特殊原因熬夜，不建议在白天感到困倦时补觉。白天睡得越久，越容易出现夜晚入睡困难、夜醒、早醒、睡眠焦虑等情况。尤其是对于本身就存在上述症状的失眠患者，白天补觉会加重这些症状。

但是，如果当天的活动要求好的精神状态，或者困倦会导致危险状况的发生，如要开车、运作机器等，那么可以在困倦时补觉。一是补觉的时间不要超过 30 分钟，如果超过 30 分钟，不仅会对晚上的睡眠状态产生比较明显的影响，也会使醒来后精神状态不佳；二是要在特别需要的时候补觉，这样才能有效补觉、恢复精力。

如果当天活动对精神状态的要求不高，那么可以采取以下方法来对抗困意：一是找点提神的事情来做，比如出门晒晒太阳、用冷水洗脸、运动、跟别人聊天等；二是借助咖啡、茶等含咖啡因的饮料让自己白天精力充沛，可以饮用后小睡一会儿，这样醒来后咖啡因刚好也开始起效。

所以，补觉并非完全不可以，科学补觉才是关键。

7. 睡前看到床就紧张怎么办?

"失眠久了,看到床就感到紧张,甚至一到睡觉的时间就开始焦虑不安。"很多失眠患者都会有这样的体验,明明已经很久没有好好睡过觉了,很想快点美美地睡一觉,但偏偏又很害怕看到床,这是为什么呢?

失眠发生之前,床原本是舒适、助眠的地方,而失眠以后,夜晚大部分时间可能都是在强迫自己赶紧入睡、半梦半醒、因睡不着而焦虑中度过的……时间久了,这些负面情绪就逐渐与床和卧室建立了连接,形成了"床/卧室→压力(情绪)→头脑清醒"

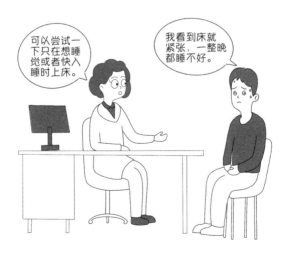

可以尝试一下只在想睡觉或者快入睡时上床。

我看到床就紧张,一整晚都睡不好。

的模式。

如果已经对床 / 卧室产生恐惧，我们应该学会拆散原来的不合理连接（床 / 卧室→恐惧），并且重新配对（床 / 卧室→睡觉）。

以下几点建议可以有效拆散不合理连接（床 / 卧室→恐惧）。

> 不在床上做除睡觉以外的事。

> 只在想睡觉或者快入睡时上床。

> 尽量不要小睡。

> 每天同一时间起床。

> 睡不着就下床。

8. 睡前思虑过多怎么办？

如果睡前总是不断去想令自己担忧的事情，可以使用"担忧处理表"（见下表）。

担忧的问题	解决方法
领导对我的方案可能不满意	1. 明天上午再检查一遍，做一套预备方案 2. 明天跟领导约时间沟通交流方案
孩子住校可能不适应	明天给孩子打个电话询问一下情况

傍晚给自己预留 30 分钟的时间（不要是临近睡觉的时间），在卧室以外的地方专心思考，画一个两列的表格。"担忧的问题"一列写下当下担心的问题，"解决方法"一列写下针对每个问题下一步打算采取的措施。所有问题思考并写完后，将"担忧处理

表"折叠起来放在床边并忘记它。晚上睡觉时，如果开始担心，告诉自己已经用所知道的最好的方式处理了问题，提醒自己明天还将继续处理该表，现在并不能解决任何问题。

如果是有一些悲伤、烦躁的情绪，可以使用"烦恼日记"。同样是在傍晚给自己预留 15 ～ 30 分钟的时间（不要是临近睡觉的时间），在卧室以外的地方跟这些情绪"待在一起"。准备一个本子，随意用文字、绘画、涂鸦等方式去宣泄情绪。但是一定要给自己设置一个闹钟，时间一到，就将本子合上，把情绪留在本子里。

这些方法的最终目的是将情绪留在其他地方，将"床 / 卧室→清醒 / 烦躁"逆转为"床 / 卧室→好眠 / 放松"，打破恶性循环。

9. 睡前不宜做哪些事情？

睡前不宜剧烈运动，不宜做引起情绪剧烈波动的事情，如看一部惊心动魄的电影或者进行一场惊险刺激的竞技游戏。人在情绪波动的时候，大脑处于兴奋状态，不利于入睡，所以睡前要让身体和情绪都平静下来。

睡前不宜过度用脑。工作、学习的时候，大脑比较活跃。在这样的状态下入睡，既无法放松，也容易失眠。因此，要合理安排工作、学习和睡眠时间，让它们之间有个良好的过渡。

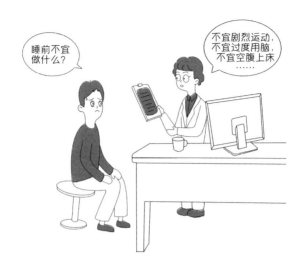

　　睡前不要空腹，同时避免吃过于油腻或难以消化的食物。睡前吃油腻或难以消化的食物，会让人的消化器官又忙碌起来，给消化器官造成负担。除此以外，睡前也不宜喝过多的水，摄入水分过多会增加起夜次数从而影响睡眠。

　　睡前避免饮用酒精、咖啡等兴奋性产品。睡前饮酒会牺牲睡眠质量，咖啡及烟草类产品会导致神经兴奋，引发入睡困难、夜间觉醒及浅睡眠。

　　不要开着灯或者电视睡觉，其他电子屏幕的光亮也要尽量避免。屏幕蓝光看似平常，其实会影响睡眠。短波蓝光会抑制褪黑素的产生，进而导致生物钟的改变。正确的做法是入睡前减少电子产品的使用，让卧室变得尽可能黑暗，这样有助于褪黑素的分泌，从而让人快速进入睡眠状态。

10. 有利于睡眠的仪式感是怎样的?

仪式感无处不在。睡眠如此重要,自然也缺少不了仪式感。那么,有利于睡眠的仪式感是怎样的?

将居住空间进行两点分区,即生活与工作是分开的区域。如果家里没有足够的空间,可以把床分为两个部分。上半部分为生活区域,下半部分为工作区域。睡不着的时候,可以在床的下半部分(床边)坐着,有困意了再回到上半部分睡觉的区域。

给睡眠一个缓冲时间。睡前工作、学习或娱乐之后,身体和大脑就像风扇的叶片一样,因惯性持续转动。从兴奋活跃的状态到进入睡眠的放松状态,是需要时间缓冲的。"4B 活动处方"作为睡前缓冲的活动,可以具体到某时某刻,包括睡前可以做什么或夜间起床后可以做什么。

(1)Bath time(洗澡时间):利用睡前的洗澡时间,让情绪平静下来,也让身体温度降下来。

(2)Break time(暂停时间):躺在床上时,有时候烦心事会闯入脑中,甚至包括白天已经解决的小事。此时,我们应该提醒自己按下"暂停键",将烦心事与现在的自己隔离。必要时,可以在睡前养成写日记的习惯,尽可能诚实地写下心中的想法,写完后将烦恼留在日记中,这样做有助于暂时放下烦恼。

(3)Breath time(放松时间):睡前花 15 ～ 30 分钟做按摩或

者瑜伽，利用简单的动作让肌肉与心情放松，也有益于提高睡眠质量。此外，也可以看看书或者听听轻音乐，为睡觉作好准备。

（4）Bed time（上床时间）：建立"躺在床上就要睡觉"的连接，避免在床上看电视、玩手机、打游戏等，让电子产品比你更早一步进入睡眠状态。

实行"4B活动处方"时，最重要的一点是，享受清醒的时间。完成这些仪式感满满的活动，睡个好觉，第二天也元气满满。

11. 夜间上床后，久久难以入睡怎么办？

失眠的时候，躺在床上辗转反侧，怎么也睡不着，只能越来越烦躁。这个场景对于失眠患者来说可能已习以为常。前面小节已经提到，如果在床上一直是清醒状态并产生很多负面情绪，那么就会形成"床/卧室→清醒/烦躁"的连接。由于躺下却久久不能入睡大概率会带来不良情绪，在情绪的波动中大脑会处于清醒状态，所以会越躺越焦虑、越躺越清醒，时间久了会形成恶性循环。所以可见，晚上躺下后久久难以入睡，但选择继续躺着是一件有害无利的事情。

为了逐步恢复"床/卧室→好眠/放松"的连接，应当坚持这样一个原则：在睡不着的时候，离开床（建议超过20分钟睡不着就离开床），做一些静态放松的事情，转移对失眠这件事的关注，让担心和焦虑情绪慢慢释放。

当觉得非常困了，再回到床上去睡觉。如果躺下 20 分钟之后还是睡不着，那么就需要再次起床做一些事情了。起床之后可以选择一些不会引起情绪太大波动的活动，如阅读、听广播等。这样一直坚持，就会逐渐让"床"和"清醒"削弱联系，建立"床 / 卧室→好眠 / 放松"的连接。

此外，失眠时不应频繁看时钟。失眠患者往往习惯于在辗转难眠时看时间，同时伴随"躺了一小时了还没睡着""我又要整晚失眠了""还有 3 个小时又要起床上班了"等想法。这些想法常让失眠患者产生更多焦虑，彻底赶走睡意。

12. 为什么要记录自己的睡眠状况？

失眠患者常常抱怨自己睡眠不好，但又找不到睡眠不好的原因。留意并寻找日常生活中影响睡眠的因素，找到引发失眠的原因才能做出相应的调整。

睡眠的好与坏是一个主观的概念，我们往往不会以一个确定的标准来衡量睡眠状况。这样会导致两个问题：一是对每天睡眠状况的评价不够客观，很难在睡眠状况的对比中发现可能影响睡眠的因素；二是选择性地关注睡眠指标里差的部分，这样就会不断陷入对睡眠的焦虑和担忧中。但如果能借助客观的指标观测睡

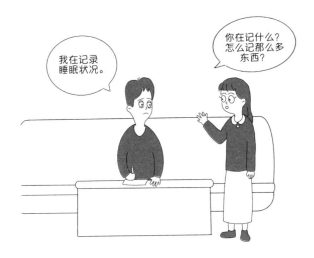

眠，有可能会发现睡眠状况并不像自己感受到的那样差。这样一来，睡眠焦虑就有可能会减轻，形成良性循环。

　　鉴于以上原因，详细记录日常睡眠状况是很有必要的。如何方便、快捷，同时又能将睡眠的客观状况和主观感受结合起来进行记录呢？接下来的小节会介绍国际上广泛使用的睡眠记录方法，学会后每天进行记录，可以帮助我们更全面、客观地了解自己的睡眠状况，以及寻找调节睡眠的关键靶点。

13. 如何记录自己的睡眠状况？

睡眠日记（见下页表）是国际公认的辅助检查睡眠疾病的量表，通过每日的记录来了解睡眠状况。睡眠日记需要每天记录，才能有效观测到睡眠的详细状况。总结每天发生的变化，并分析是什么因素导致了这些变化。建议在起床后 1 小时内将睡眠状况填写完毕，因为这时的记忆相对准确。

需要记录的内容包括（以下所说的"白天"是指记录的睡眠之前的白天，如记录的睡眠是 12 月 31 日夜间到 1 月 1 日早上，那么白天的状况应记录 12 月 31 日白天的，日期则标为 1 月 1 日）：

➢ 晚上上床的时间（躺到床上的时间，需要精确）。

➢ 尝试入睡的时间（指准备开始睡觉的时间，需要精确。如果有些人习惯上床玩手机，目的也并非酝酿困意，那这段时间不算在尝试入睡的时间内。如果玩手机是为了等困意，那开始玩手机的时间算在尝试入睡的时间里）。

➢ 花多长时间入睡（估计即可，不推荐尝试入睡后继续看时钟）。

➢ 中途醒来的次数及总时长（估计即可，夜间不推荐看时钟），不算最终醒来的这次。

➢ 最终醒来的时间（需要精确）。

日期	2020.1.1（例）						
1. 晚上上床的时间？	22：15						
2. 尝试入睡的时间？	23：30						
3. 花多长时间入睡？	55 分钟						
4. 中途醒来的次数及总时长（不算最终醒来的这次）？	6 次；2 小时 5 分钟						
5. 最终醒来的时间？	6：35						
6. 早上起床（下床）的时间？	7：20						
7. 睡眠总时长是多少？	6 小时 10 分钟						
8. 白天小睡和打盹的次数，总时长？	2 次；1 小时 10 分钟						
9. 白天饮用含酒精或咖啡因饮品的种类以及最后一次饮用的时间？	3 种；21：20						

日期	2020.1.1（例）						
10.是否服用助眠药物？如果是，列出服用的药物种类、剂量、时间	是 药物种类：佐匹克隆 剂量：7.5毫克 时间：23：00						
11.其他可能影响睡眠的事情？	我感冒了						

➢ 早上起床（下床）的时间（需要精确）。

➢ 睡眠总时长（根据上述指标计算）。

➢ 白天小睡和打盹情况，包括小睡和打盹的次数、总时长。

➢ 白天饮用含酒精或咖啡因饮品的种类以及最后一次饮用的时间。

➢ 是否服用助眠药物，有的话记录服用的药物种类、剂量和时间。

➢ 是否发生其他可能影响睡眠的事情（如争吵、感冒等）。

14. 如何评价自己的睡眠质量？

人们对睡眠质量的主观感受往往是这样的：醒来精力充沛、体力充足，这是睡眠质量好的表现；反之，醒来精力不足、浑身疲惫，这是睡眠质量差的表现。但是，有些患者存在主观性失眠，实际上睡眠状况并不那么糟糕。

计算睡眠效率，可以相对客观地评价睡眠状况。

睡眠效率（％）＝总睡眠时间 / 在床上的时间 ×100%。

该公式可以用来评估睡眠机会与睡眠能力匹配的程度，即有效睡眠。例如：昨晚在床上躺了 8 小时，实际只睡了 6 小时，那么睡眠效率为 6/8 × 100%=75%。睡眠效率小于 85% 时，提示存在行为因素使睡眠机会和睡眠能力间的不平衡得以维持。睡眠效率达到 90% 以上时，提示自己的主诉（医学和心理学用语，是

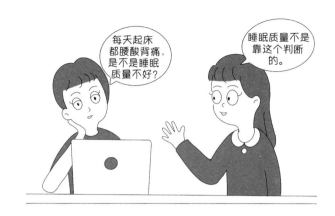

病人或来访者自述自己的症状或体征等内容）与失眠关系不大，可能与心理因素、睡眠障碍、其他躯体或精神疾病有关。

从公式上来看，减少在床上的时间可以提高睡眠效率。现实生活也是如此，减少在床上的时间对于长期慢性失眠患者是一个有效的治疗方法。此外，公式也表明了，做梦并不影响睡眠效率。

在日常活动中，想要客观记录睡眠及运动相关数据，佩戴体动记录仪也是不错的选择。它可以在不影响日常活动的情况下，对睡眠状态、运动状态、生理指标进行监测，便于我们评估睡眠质量。

15. 如何确定自己的睡眠窗，并进行调整？

睡眠窗也就是在床上的时间段，与我们的生物钟有关。它让我们在固定时间产生困意，在固定时间醒来。有的人习惯早睡早起，有的人习惯晚睡晚起……总而言之，每个人的睡眠需求量都是一定的，存在个体差异。合理、稳定的睡眠窗有利于白天的工作、学习，昼夜颠倒的睡眠窗则会影响规律作息，进而产生失眠。

如何确定自己的睡眠窗，建立稳定的昼夜节律呢？

首先，睡眠窗的确定与睡眠效率有关，一般会用一周的平均总睡眠时间除以85%，得到在床上的时间，根据这个时间确定自己的上床时间和下床时间。当我们计算得到了睡眠窗，也就是在床上的时间之后，就可以选择适合自己的时间段，先确定上床时间，然后往后延至下床时间，也可以先确定下床时间，再往前推至上床时间。

其次，睡眠窗的调整为每周一次，调整方式分为保持不变、向上滴定与向下滴定三种方式。只要平均一周有90%以上的有效睡眠，就可以允许自己在床上的时间增加15分钟；85%～90%的有效睡眠则不能增加在床上的时间，维持在床上的时间不变；低于85%的有效睡眠应将在床上的时间减少15分钟。但也可能有一些误差，如高限的临界值可以设为 85%；递增量和递减量可以多于或少于 15 分钟；调整周期可以是长于或短于一周。

最后，当睡眠效率连续几周在 90% 以上时，说明稳定的昼夜节律建立起来了，好的睡眠质量也得到了维持。

$16.$ 为什么越想睡越睡不着？

睡眠是一个自然而然发生的过程。当你试图控制自己的睡眠、努力入睡时，就会不由自主地警惕起来，持续监控自己的困意。

为什么会尝试努力睡着呢？每个人的原因不同，可能是因为

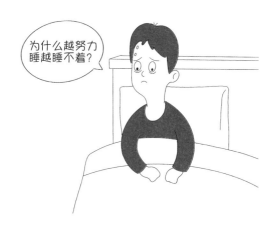

担心影响第二天的精力，可能是怕伤害身体……由此可见，这些想法不断暗示我们"失眠会发生很糟糕的事情"。这种想法带来的危机感会让大脑认为失眠这件事很重要，需要精力来处理，于是大脑就更加活跃了，让本就不浓的困意越来越少。

那失眠时应该怎么做呢？

首先，接纳失眠，告诉自己"失眠不一定有我想得那么糟糕"；其次，睡前进行放松训练，让自己的情绪舒缓下来，给睡眠营造一个轻松、平稳的"情绪环境"；再次，可以尝试一下"矛盾意象法"，让自己尽可能保持清醒、千万不要睡着，这样就不会努力入睡，也就没有那么焦虑了，这时入睡也更容易发生；最后，如果实在没有困意，那么与其躺在床上焦虑不安，不如起来做点事情，等到困了再回去睡觉吧。

17. 试图控制自己的大脑尽快入睡，有效吗？

临睡前，很多失眠症患者往往会这样告诉自己："什么也别想，赶紧睡"，但事与愿违。其实，大脑并没有那么容易受控制。越控制，大脑越活跃，效果越可能适得其反。

我们可以在睡前做一些放松活动，帮助大脑进入休息状态，比如腹式呼吸放松、渐进式肌肉放松、冥想放松等。这些方式可以帮助我们进入放松状态，给大脑里的那根"弦"松弛下来的机会。需要注意的是，放松的目的不是酝酿困意，而是达到心理上的放松，给睡眠营造一个良好的环境。所以，不要给自己设置"做完放松就应该睡着"的预期，否则依然会焦虑。另外，脑子里有想法是正常的，不必给予这种状态过多的关注和评价，接纳脑子里会有想法这件事情，与这些想法共存。

即使再忙碌和疲惫，也不要奢求放下工作就会立刻进入睡眠状态。学会顺其自然，不要过多控制，才是健康、科学的睡眠方式。

18. 如何预防失眠症的复发？

失眠症是非常容易复发的疾病。此种疾病的复发除了与个人的易感素质有关，也与心理、社会因素等有关。那么如何预防失眠症的复发呢？

➢ 保持规律作息，养成定时就寝和按时起床的习惯，建立自己的生物钟。遇到必须晚睡的情况时，第二天也要按时起床，假期也要避免睡懒觉。偶尔一两天的失眠是正常的，相信自己的身体具有弹性，会适应调节。此外，规律运动、健康饮食也很重要。

➢ 随着时间的推移，可以增加"弹性日"，在一个星期的一两个晚上不遵守时刻表。当然，时间也不宜偏离时刻表过长（最好在30分钟左右），否则有可能会打破当下的睡眠规律。

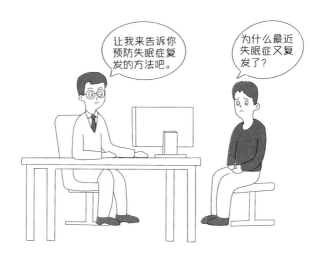

➤ 进行良好的压力管理也有助于预防失眠症的复发。当压力来临时，请记住这个应对小技巧：C–A–L–M。C 代表 change（改变），寻求帮助和社会支持，解决问题；A 代表 accept（接受），用辩证的眼光看待事物，"塞翁失马，焉知非福"；L 代表 let it go（放手随它去），放手不是放弃，而是调整策略；M 代表 manage（管理），将自己的压力调整为最适宜的水平，做好情绪管理。

19. 经过自我调整后，仍失眠怎么办？

如果说失眠是一朵乌云，那么失眠症患者为了驱散这朵乌云一定都尝试过各种各样的方法，如规律作息、合理饮食、做放松训练等。但是，如果自己无法驱散这朵乌云时该怎么办呢?

当自我调整效果欠佳时，建议寻求专业医生的帮助，如精神专科医院或综合医院睡眠医学科的医生。早期寻求有效、专业的治疗，对于防止失眠慢性化非常有益。一般短期失眠在去除了诱发因素、矫正了不良睡眠行为和观念后，部分患者的失眠症可以得到治愈。

也可以选择在医生的指导下短期、按需服用一些镇静催眠类药物，但应避免长期服药或突然停药。

图书在版编目（CIP）数据

怎样才能睡个好觉 / 李占江，陈群编著. ––北京：中国工人出版社，2021.4

ISBN 978-7-5008-7648-9

Ⅰ.①怎… Ⅱ.①李… ②陈… Ⅲ.①睡眠障碍－防治－普及读物

Ⅳ.①R749.7-49

中国版本图书馆CIP数据核字（2021）第070257号

怎样才能睡个好觉

出 版 人	王娇萍	
责 任 编 辑	时秀晶	
责 任 印 制	栾征宇	
出 版 发 行	中国工人出版社	
地 址	北京市东城区鼓楼外大街45号	邮编：100120
网 址	http://www.wp-china.com	
电 话	（010）62005043（总编室）	
	（010）62005039（印制管理中心）	
	（010）82075935（职工教育分社）	
发 行 热 线	（010）62005996 82029051	
经 销	各地书店	
印 刷	北京市密东印刷有限公司	
开 本	787毫米×1092毫米 1/32	
印 张	3.625	
字 数	75千字	
版 次	2021年5月第1版 2021年5月第1次印刷	
定 价	32.00元	